协和医生答疑丛书

荣获国家科学技术进步奖

中国医学科学院健康科普研究中心推荐i

U0236687

妊娠和甲状腺疾病

263个怎么办

主　编　马良坤

编　者（按拼音首字母排序）

陈　伟　戴为信　蒋　芳

马良坤　孙秀静　王　佩

郁　琦　张绍勤　朱夏琴

 中国协和医科大学出版社

图书在版编目（CIP）数据

妊娠和甲状腺疾病263个怎么办／马良坤主编. —北京：中国协和医科大学出版社，2014.8

（协和医生答疑丛书）

ISBN 978-7-5679-0051-6

Ⅰ. ①妊… Ⅱ. ①马… Ⅲ. ①妊娠期-妇幼保健-问题解答 ②甲状腺疾病-诊疗-问题解答 Ⅳ. ①R715.3-44 ②R581-44

中国版本图书馆 CIP 数据核字（2014）第 048081 号

妊娠和甲状腺疾病 263 个怎么办

主　　编：马良坤
责任编辑：戴申倩

出版发行：中国协和医科大学出版社
　　　　　（北京东单三条九号　邮编 100730　电话 65260378）
网　　址：www. pumcp. com
经　　销：新华书店总店北京发行所
印　　刷：北京佳艺恒彩印刷有限公司

开　　本：700×1000　1/16 开
印　　张：10
字　　数：110千字
版　　次：2014 年 6 月第一版　　2015 年 8 月第二次印刷
定　　价：23.00 元

ISBN 978-7-5679-0051-6

丛 书 序 言

　　"协和"是中国医学的金字招牌，也是许多中国百姓心中最高医学水平的象征。正是如此，全国各地近些年如雨后春笋般地出现许许多多的"协和医院"。但医学界知道，"协和"有北京、武汉、福建三个老牌医院；对于北方的大多数人而言，"协和"特指北京协和医院和北京协和医学院。

　　"北京协和"联系着黄家驷、林巧稚、张孝骞、吴英恺、邓家栋、吴阶平、方圻等一位位医学泰斗，也联系着一代代"新协和人"的劳动创造。这里有科学至上、临床求真、高峰视野、学养博深等闪光品格，也有勤学深思、刻苦务实、作风严谨、勇于创新等优秀精神。

　　"协和医生答疑丛书"是协和名医智慧和经验的总结，由北京协和医学院和北京协和医院众多专家参与编写，体现了这些专家对疾病的认识和对患者的关怀，更重要的是展示了他们多年甚至是一生临床诊疗的丰富经验。

　　"协和医生答疑丛书"因为其科学性、权威性和实用性，获得中国科普图书最高奖——国家科学技术进步奖二等奖。协和专家长期从事专业工作，写作语言并不十分通俗，也不够活泼，但这些在医学巅峰的医学专家写出了自己独特的经验和独到的见解，给读者尤其是患者提供了最科学最有效的建议。

　　几十年来，全国各地成千上万的患者为获得最好的治疗，

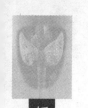

辗转从基层医院到地市医院，再到省级医院，最后来到北京协和医院，形成"全国人民上协和"的独特景观。而协和专家也在不断总结全国各级医院的诊疗经验，掌握更多的信息，探索出更多的路径，使自己处于诊治疑难病的优势地位，所以"协和"又是卫生部指定的全国疑难病诊疗指导中心。

"协和医生答疑丛书"不是灵丹妙药，却能帮您正确认识身体和疾病，通过自己可以做到的手段，配合医生合理治疗，快速有效地康复。书中对疾病的认识和大量的经验总结，实为少见，尤为实用。

袁 钟

中国医学科学院健康科普研究中心主任

2010 年春

前　言

　　母亲甲状腺功能正常对于母婴健康都非常重要。甲状腺功能在母亲妊娠后会有明显的变化，如果妊娠之前和妊娠期间的甲状腺疾病没有得到正确诊断、治疗，就有可能对母体和胎儿造成不同程度的危害，导致不孕不育，甚至流产、早产、妊娠期高血压等多种不良后果。临床上见到一些孕妇，甚至医生，因为不了解妊娠期间甲状腺功能的变化，可能会因为正常生理性的变化而做出终止妊娠的决定，令人痛惜。

　　参与本书编写的作者都是在产科、内科内分泌、妇科内分泌、营养科和儿科临床一线工作的资深医生，并协作完成了妊娠与甲状腺的相关课题。他（她）们深知备孕女性、孕妇以及基层医生的困惑和误区，编撰此书用以解惑。本书内容涵盖甲状腺的生理和病理状态；女性在妊娠分娩前后的注意问题；妊娠期间甲状腺的功能变化；患有甲状腺疾病的女性在孕前如何进行评估；调整备孕；在妊娠期间发生的甲状腺疾病对母胎有何风险，如何进行应对及监护；甲状腺疾病与不育；与试管婴儿的关系；以及甲状腺疾病患者妊娠期营养问题。

　　本书不仅帮助已患有甲状腺疾病的女性更好地了解甲

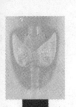

状腺功能和疾病与女性健康、妊娠生育的关系，配合医生诊治及备孕；还有助于妊娠期间发现甲状腺疾病的准妈妈了解自己的病情、干预治疗方案以及胎儿的随访和关注要点；并且基层医院和妇幼保健院的妇产科医生和内分泌科医生可以受益，促进甲状腺疾病的多科协作和对患者健康教育，为更多的患者提供服务。

马良坤

2014 年春

目　　录

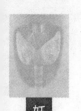

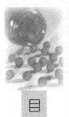

第三部分　甲亢和妊娠

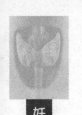

第四部分　甲减和妊娠

第五部分　甲状腺疾病与生殖问题

第六部分　甲状腺疾病与孕期营养

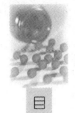

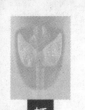

第一部分
关于甲状腺

1. 甲状腺在身体什么部位？

甲状腺作为人体最大的内分泌器官，分左右两个侧叶，中间有峡部相连，似"H"型，少数人峡部上有一个凸起，称锥叶。甲状腺位于气管前，侧叶附着于甲状软骨，峡部位于第 2~4 气管环前，可在"喉结"下方 2~3cm 处触到，正常的甲状腺质地像口唇样软。做吞咽动作时，甲状腺会随吞咽动作随喉结上下活动，甲状腺的一个特点，也是临床鉴别摸到的肿块是否为甲状腺的一个简便有效的方法。

2. 甲状腺有多大？

碘充足地区成人甲状腺重量为 15~20g。长 2.5~4.0cm，宽 1.5~2.0cm，厚 1.0~1.5cm，中间连接部分为峡部。新生儿甲状腺重量约 1.5g，女性甲状腺比男性略大，老年人甲状腺轻微缩小。临床经常通过 B 超检查确定甲状腺大小。

为了便于临床上估计甲状腺的大小，我们向大家介绍一种简单而实用估计甲状腺大小的方法，即每个人甲状腺大小约等于自己的大拇指末节的大小（注意：拇指有两节，这里指的是末节）。

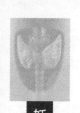

 3. 甲状腺是如何发生的?

甲状腺在人体胚胎第 3 周就出现了,第 11~12 周就表现有摄取碘的功能。15 周时向下移行,分为两叶,最终停留在颈前气管的腹侧,中间有峡部相连,成人甲状腺峡部位于第 2~4 气管环前。

因为胎儿第 11~12 周时其甲状腺滤泡即开始有摄取碘的功能,此时如果孕妇进行任何放射性碘检查和治疗,胎儿的甲状腺可能会摄取到放射性物质而遭到损害,一旦胎儿的甲状腺失去功能,胎儿的神经系统和运动平衡系统发育会发生不可逆的障碍,造成不可弥补的伤害,所以任何放射性碘的检查和治疗在孕期是绝对禁忌的。

4. 甲状腺的功能是什么?

甲状腺最主要的作用是合成、储存和分泌甲状腺激素,其次还分泌降钙素。

我们通常讲的甲状腺素指四碘甲腺原氨酸(T_4)和三碘甲腺原氨酸(T_3)。T_4 和 T_3 都能发挥生理作用,但发挥主要生理作用的是 T_3。另外,血液中绝大多数甲状腺激素是和结合蛋白(主要是甲状腺结合蛋白,TBG)结合的,少数呈游离状态,游离状态的 T_4 和 T_3 分别占总 T_4 和总 T_3 的 0.03%、0.3%,而发挥生理作用的恰是甲状腺激素的游离部分,所以我们常说的甲状腺激素包括血液中总甲状腺素(TT_4)、总三碘甲腺原氨酸(TT_3)、游离甲状腺素(FT_4)和游离三碘甲腺原氨酸(FT_3)。

垂体分泌的一种激素称促甲状腺素(TSH),TSH 和血液中的甲状腺激素存在一个负反馈调节系统,当甲状腺分泌甲状腺激素不足时,会刺激垂体的 TSH 分泌,升高的 TSH 刺激甲状腺分泌更多的甲状腺激素;当甲状腺分泌甲状腺激素过多时,会抑制垂体分泌 TSH,

减少的 TSH 会减少甲状腺激素分泌，机体依靠甲状腺激素和 TSH 之间完美精细的反馈关系，维持机体甲状腺激素在一个相对稳定的状态，保障了机体稳定的新陈代谢。

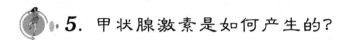 *5.* 甲状腺激素是如何产生的？

合成甲状腺激素的原料是体内的碘和酪氨酸。在正常情况下，人体每天从饮食中摄取 100~200μg 碘，由肠道完全吸收入血液后仅有 1/5~1/3 浓集到甲状腺。甲状腺内的碘浓度比血液中的碘浓度高 20~40 倍，以此为原料合成甲状腺素。机体储存的甲状腺激素可满足机体需要 2~3 个月。

甲状腺浓集碘的能力主要受垂体 TSH 的刺激，此外，也受体内高浓度碘化物的抑制。

6. 甲状腺激素有什么生理功能？

甲状腺激素作用于全身多系统多个器官，除了红细胞、脑、睾丸和淋巴系统外，全身所有的组织细胞都有甲状腺激素受体。

甲状腺激素的主要功能有促进新陈代谢、促进生长发育、促使神经系统的分化和成熟。

（1）促进新陈代谢：促进糖、脂肪、蛋白质合成与分解，生理水平的甲状腺激素对糖、蛋白质、脂肪的合成与分解均有促进作用，总体来讲，甲状腺激素对蛋白质合成的促进作用大于分解，故表现为正氮平衡，且对胆固醇降解的促进作用大于合成，故可使血浆胆固醇浓度降低。而超生理剂量甲状腺激素会使血糖升高、血胆固醇降低、蛋白质分解大于合成（负氮平衡）。

（2）促进生长发育：甲状腺激素可增强生长激素的活性，且对儿童期脑和骨的生长发育及成熟尤为重要。

（3）促使神经系统的分化和成熟：甲状腺激素对大脑皮层的成熟尤其对胎儿神经系统的发育、分化和功能完善有着十分重要的作用，在胎儿和新生儿期发生甲状腺激素不足会导致智力低下、耳聋和呆小症；儿童甲状腺激素不足会导致生长迟缓；成人甲状腺激素不足会导致记忆减退、反应迟钝。而甲状腺激素过多也会造成交感神经系统兴奋性增加、心悸、易激动、焦虑等。

（4）具体到各器官系统：①心血管系统：甲状腺激素过多时，引起心率增快、心脏收缩力增强和心排出量增加，严重时会引起心脏扩大和心力衰竭，老年人发生房颤；甲状腺激素不足时，引起心率减慢、心脏收缩力减弱和心排出量减少，甚至引起心包积液；②神经系统：甲状腺激素对已分化成熟的神经系统的主要作用是兴奋。甲亢患者因中枢神经系统过度兴奋常表现为易激动、烦躁焦虑、注意力不集中；而甲状腺功能低下的人则表情淡漠、记忆力减退、过度嗜睡；③消化系统：甲状腺激素过多时胃肠蠕动加快，表现易饥善饿，排便次数增多；甲状腺激素减少时胃肠蠕动减慢，表现为纳差、不思饮食、排便次数减少或便秘；④呼吸系统：甲减时呼吸系统一般不受影响，当甲状腺激素严重缺乏时，患者表现睡眠呼吸暂停；⑤生殖系统：甲状腺激素缺乏时可造成性腺发育迟缓、不排卵、不孕、月经紊乱和功能性子宫出血；甲状腺激素过多时引起月经稀少、经期延长、不易受孕、流产、早产、胎儿畸形等。过多的甲状腺激素促使骨吸收增加，尿钙排出增多，引起骨质疏松。

7. 甲状腺激素是如何代谢的？

甲状腺激素在体内被肝脏和肾脏代谢，T_4 的半寿期是 7 天，T_3 的半寿期是 1.5 天。一部分 T_4 和所有的 T_3 在肝脏与葡萄糖醛酸结合，经胆汁排入小肠，一小部分被小肠重吸收，经肝肠循环再进入血液重新进入碘循环。甲状腺激素的代谢产物主要经过肾脏排出，尿碘含量占人体碘摄入量的 90% 左右，可以通过测定尿碘含量来估计每天碘的摄入量。

8. 甲状腺激素正常值有性别、年龄、种族差别吗？

甲状腺激素没有种族差异，无论哪个人种、哪个民族，血液中甲状腺激素的水平都是相同的。同样甲状腺激素也没有性别差别，男性和女性甲状腺激素水平是相同的。

一般来讲，甲状腺激素也没有年龄的差别，只是老年人的 T_3 水平略低，儿童的 T_3 水平略高，在临床上没有太大的意义。值得注意的是，儿童下丘脑垂体-甲状腺轴之间的反馈还不够成熟，至青春期后才完全成熟。TSH 在儿童可以表现偏高，尤其在出生后 1 周至 1 岁内，不认识这一点，会将甲状腺功能正常的婴儿误诊为甲减。儿童的 TSH 可以是成人的 2~4 倍，在儿童也常常可以见到 TT_3 和 FT_3 升高。

9. 体格检查甲状腺时需要注意哪些问题？

日常生活中，如果发现"脖子粗"、呼吸不畅、声音嘶哑或颈部有肿块时，就要注意甲状腺的问题了。体格检查时，要注意甲状腺的大小、质地，是否随吞咽移动，甲状腺有无肿块，肿块的数量、质地、大小，边界是否清楚，有无压痛。检查甲状腺时还要注意对颈淋巴结的描述，甲状腺癌常常向颈部淋巴结转移，有的患者甲状腺癌原发病灶还未发现，颈部淋巴结却被首先发现，从颈部淋巴结的形态或病理诊断转移癌，随后才发现肿瘤原发于甲状腺，所以在检查甲状腺时千万不要忘记检查颈部淋巴结。

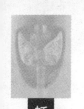 **10.** 甲状腺功能检查包括哪些内容？

甲状腺功能检查主要是了解甲状腺功能是亢进，还是减低或正常。

（1）基础代谢率测定：此方法影响因素多，特异性和敏感性都低，目前已被弃用。

（2）甲状腺吸^{131}I（^{131}碘）率：此方法受药物、食物中碘含量的影响较大，只能间接了解甲状腺的功能，目前已被敏感、特异的甲状腺激素测定方法代替，但有些甲状腺疾病吸碘率有特殊表现，仍然为甲状腺疾病的一个有效方法。

（3）甲状腺激素测定：目前全国范围内都能用放射免疫法或免疫化学法测定甲状腺激素的水平，给临床医生提供了判断甲状腺功能的有力工具。

（4）甲状腺自身抗体测定：甲状腺自身抗体包括甲状腺过氧化物酶抗体（TPOA）、甲状腺球蛋白抗体（TgAb）、促甲状腺素受体抗体（TRAb）和甲状腺激素抗体（TAb）。TPOAb 和 TgAb 主要用于慢性淋巴细胞性甲状腺炎（也称桥本甲状腺炎）和 Graves 甲亢（也称毒性弥漫性甲状腺肿）的诊断；TRAb 主要用于甲亢的病因学诊断。

（5）甲状腺球蛋白（Tg）和甲状腺素结合球蛋白（TBG）的测定：甲状腺球蛋白测定主要用于对甲状腺乳头状癌和甲状腺滤泡癌术后的追随。甲状腺素结合球蛋白主要在妊娠时测定，临床一般不作常规测定。

（6）过氯酸钾排泌试验：了解甲状腺内碘的有机化是否有障碍，对先天性甲状腺过氧化物酶障碍（Pendred 综合征）有诊断意义。

11. 甲状腺形态检查包括哪些内容？

甲状腺形态检查主要是了解甲状腺有无增大或缩小，甲状腺组织有无炎症、出血或液化，了解有无肿块，肿块有无功能，是良性还是恶性。

（1）甲状腺超声检查：甲状腺 B 型超声检查对软组织的分辨力高，远远优于 X 线片、CT 或 MRI，具有重复性好、无创伤性等特点，其在临床上应用越来越广泛。目前高分辨的甲状腺 B 超敏感性高，可以分辨出 2mm 的病变；但其特异性低，不能有效区分良性和恶性病变。

（2）甲状腺核素显像：根据甲状腺有浓集碘和锝的功能，将其分为"热结节"和"冷结节"。对了解甲状腺的位置、形状、结节的大小和功能有帮助。

（3）甲状腺 CT 和 MRI 检查：CT 和 MRI 对甲状腺肿瘤的定位也有重要的意义，但缺乏特征性的改变。由于价格昂贵，检查不方便，对甲状腺肿瘤不是一个理想的检查方法，但是对外科医生在术前了解肿瘤和周围组织的关系有帮助。

（4）甲状腺针吸细胞学或组织学检查：甲状腺细针穿吸细胞学检查在甲状腺疾病上的应用已有 40 多年，临床上积累了大量经验，研究资料表明，甲状腺细针穿吸对甲状腺肿瘤良恶性的鉴别是比较理想的，同时对慢性甲状腺炎的诊断也是十分有益的，但是不能对滤泡癌进行诊断。由于粗针组织学检查是组织学检查，诊断更准确，可以诊断甲状腺滤泡癌，但有创伤。采用在 B 超指导下进行穿吸或活检使样本取样更准确可靠。

（5）正电子断层（PET）检查：PET 检查对甲状腺恶性肿瘤的诊断十分有效，无创伤；但此项检查需要一定的设备，价格昂贵，需自费，对较小肿瘤阳性检出率不高。

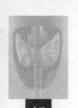

12. 为什么现在甲状腺病越来越多?

我们经常听到亲戚朋友或同事说起某某最近患了甲亢,某某患了甲状腺肿瘤,一个单位可以同时体检出多个甲状腺肿瘤,让人觉得十分不安。同样,在医院诊室,也会发现甲状腺疾病的患者也越来越多,为什么现在甲状腺疾病会多了?

甲状腺位于颈部的体表,体格检查很容易发现异常;医药技术的不断进步使我们对疾病的诊断手段大大提高,医疗器械不断改进,敏感性和特异性不断提高,目前高分辨无创伤的 B 超检查,可以发现 2mm 的结节,多数医疗机构都配备了高分辨的 B 超,发现结节的概率甚至可以达到 50%;临床应用第三代非竞争性的方法测定甲状腺激素,甲状腺功能只要有细微的变化,敏感的 TSH 都可以发现。

现在很多单位对职工的健康状况比较重视,每年组织职工进行体检,体检的项目也越来越多。同时人们生活水平的提高,对健康的要求也越来越高,电视、广播、报纸、新闻对健康也有更多宣传,发现甲状腺疾病的机会也会越来越多。

工业发展、环境的污染、精神心理压力、工作压力都可能会影响人们的健康;此外,居民预期寿命的不断延长,年龄越大,各种疾病发生的概率就越多,而甲状腺疾病都是非致死性疾病,诸多因素使临床发现甲状腺疾病越来越多。需要我们通过大量细致的临床研究,才能得出甲状腺疾病越来越多的真正原因。

13. 甲状腺疾病的分类有哪些?

甲状腺疾病可以分为三大类:

(1)功能异常:包括甲状腺功能亢进、甲状腺功能减低、亚临床甲状腺功能亢进和亚临床甲状腺功能减低。

（2）形态异常：包括单纯性甲状腺肿、异位甲状腺、结节性甲状腺肿、甲状腺囊肿、甲状腺腺瘤和甲状腺癌。

（3）甲状腺炎：包括急性甲状腺炎、亚急性甲状腺、无痛性甲状腺炎、产后甲状腺炎、慢性淋巴细胞甲状腺炎和木样甲状腺炎。

第二部分

关于女性备孕、妊娠和分娩哺乳

14. 对准备妊娠的女性需要做哪些检查？

孕前优生优育检查，不仅包括一般的体格检查，还应进行血、尿常规，乙肝表面抗原，妇科检查，特别是子宫、宫颈的检查，排除是否有子宫肌瘤、卵巢囊肿、宫颈的早期癌变等，防止这些疾病使妊娠陷入两难的选择。

临床应进行甲状腺功能的检测，某些甲状腺疾病为亚临床甲亢或甲减，即没有临床症状，只有实验室检测结果异常，也会影响生育能力，导致流产和妊娠结局不良。

还要进行特殊病原体的检测，即弓形虫、风疹病毒、巨细胞病毒及单纯疱疹病毒，简称 TORCH。这些特殊的病原体是引起胎儿宫内感染，造成新生儿出生缺陷的重要原因之一。TORCH 检查一般在准备妊娠的前 3 个月进行，特别是对于经常接触儿童的职业或者喜欢进食生肉、寿司、三成熟牛排的女性，更加不能忽视。IgG 阳性提示既往感染，IgM 阳性提示正在感染，需要继续随诊来明确诊断。如果是正在感染，需要治疗后才能妊娠。弓形虫、风疹等病毒，只要在日常生活中注意洗手、做菜时生熟分开，充分煮熟，一般都能避免被感染。如果在妊娠后进行 TORCH 检查，发现是正在感染，则需采取其他检测方法，如抽取羊水进一步确诊。若其他感染指标仍为阳性或胎儿情况不佳，应终止妊娠。

15. 准备妊娠如何补充叶酸？

女性在准备妊娠的前 3 个月和妊娠最初 3 个月需要补充适量叶酸，一般建议每天 0.4mg，补充叶酸的目的是为了防止胎儿神经管畸形和孕妇因叶酸缺乏产生的贫血。如果发现意外妊娠，孕妇从发现妊娠之日起也应服用叶酸 3 个月。男性不需要补充叶酸。如果经济条件允许，女性也可以服用复合维生素片。

16. 如果在妊娠前吃一些药物，对胎儿会不会有影响？

在卵子受精后 1 周内用药，受精卵尚未种植在子宫内膜，一般不受药物影响；如受精 1~2 周内用药，受精卵已种植于子宫内膜，但组织尚未分化，药物产生的影响除流产外，并不引起致畸，属安全期。医学上常用"全或无"的关系来描述，妊娠前的用药影响，即如果药物毒性严重，就会导致胚胎停育，如果药物安全，胎儿存活、胎心存在就不会对胚胎造成影响。

17. 如果妊娠的时候生病了，应该如何用药？

妊娠时，最不能避免的疾病是感冒。孕妇感冒，建议多喝水，充分的休息，尽量避免用药。如果确实需要用药，可用板蓝根等中药冲剂，服用其他药物时，需要了解药物的不良反应，一定要遵从医嘱。

美国国家药物食品管理委员会将常用药物进行了 A、B、C、D、X 的分类。A 类药物安全，但临床药物都不属于 A 类，除了几种维生素。属于 B 类的药物，至少没有明确的致畸作用，包括某些抗生素（如青霉素、先锋类的抗生素、红霉素等）。还有一些药物属于 C 类和D类药物。C类药物没有人类研究资料，只有当胎儿潜在的益处大于风险时才可使用。D类药物主要适用于当疾病对孕妇的生命构成很大威胁时，且对孕妇利大于对胎儿的弊时，才能权衡应用。X类的药物在孕期不能应用，因其对胚胎、胎儿的影响过大。

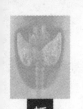 **18.** B超检查对胚胎有害吗？可能导致流产吗？

在孕期的前3个月，发生自然流产的概率是10%～15%，造成自然流产的原因很复杂，胚胎染色体异常最为常见，胚胎存在自然淘汰的问题。

临床证明，B超的放射性极小，不会对胎儿产生不良影响，也不会增加流产的概率。在确定为妊娠后，应通过B超检查确定胚胎是否在子宫内，排除异位妊娠的可能。对于月经不正常的女性，B超检查可了解胚胎的发育情况，明确预产期。有先兆流产现象，且阴道出血时间长，可通过B超了解胚胎是否存活，是否有必要继续保胎，还有排除葡萄胎的可能。另外，明显的胎儿畸形，如无脑儿、脊柱裂等也可以在妊娠12周左右通过B超检查发现，而胎儿颈后透明带（NT）的检查对早期诊断染色体异常也有意义。对于女性来说，及早发现胎儿异常能减轻身体和心理的双重痛苦。

近年来，随着环境污染、工作压力等多重因素的影响，发生胚胎停育、先兆流产、畸形等意外情况越来越普遍，孕妇要以轻松的心态对待妊娠。

19. 什么是孕期保健课程？

孕期保健课程（孕妇学校），简而言之就是孕期生理及保健的课程，其主要内容是如何为分娩做准备。比较好的形式应该是夫妻共同

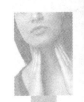

参加，因为课程的内容涉及所有方面，包括孕期到分娩的身体锻炼、提倡母乳喂养、讲解婴儿的护理等。还有一些为丈夫准备的专门课程，教授丈夫如何在妻子的产程中发挥作用、如何照顾新生儿。

20. 参加孕期保健课程有用吗？

有用。因为它提供了一个轻松而非正式的环境，不仅可以学习分娩的知识和技巧，而且可以进行相互交流。如果分娩前做了充分的了解和准备，进入产程后就会相对放松，能使孕妇有一段无痛而且没有恐惧的产程经历，如果因为客观原因不能参加，一定要和丈夫一起多看一些相关的书籍。

21. 什么时候开始参加孕期保健课程最好？

知道自己妊娠后就应该及时参加孕期保健课程。孕期保健课程一般在妊娠早期、妊娠中期、妊娠晚期各进行 1 次。

妊娠早期保健课程：此阶段主要课程有孕期营养、孕期感染对母亲和胎儿的影响、孕期体重监测的重要性与方法、孕期心理卫生、孕期运动与分娩的关系、孕期检查等。

妊娠中期保健课程：此阶段主要课程有妊娠晚期自我监护、了解分娩过程、剖宫产对母亲和婴儿的影响、影响分娩的因素、丈夫在分娩中的作用、镇痛助产等。

妊娠晚期保健课程：此阶段主要课程有母乳喂养的好处与方法、产褥期保健、新生儿常见疾病、入院流程及医院环境介绍、早期教育的重要性等。

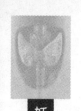

22. 早孕期的建议包括什么？

午睡：妊娠后要尽可能地多休息、多睡觉，中午小憩一下会使孕妇神清气爽。

吃好：需要重新考虑饮食习惯是否健康，加餐时可以吃少许低糖、高蛋白的点心，但不要吃含糖量高的糖果、蛋糕。

学习：从知道妊娠开始就要学习妊娠的各种知识，了解得越多，对顺利渡过孕期、分娩就越有信心，而且也容易与医生、助产士交流。

改变生活习惯：健康的生活方式就是保持理想体重，每天吃 5 种以上的水果蔬菜，只喝牛奶和水，每周有 5 天时间锻炼至少 1 个小时，不吸烟、饮酒。但是大多数人都不会有如此完美的生活习惯，如果妊娠了，就需要试着改变自己原有的不好习惯，虽然很困难，但是要记住很小的改变可能带来很大的变化。

开始运动或继续孕前的运动：运动会使你感到舒服、体力充沛，更容易渡过妊娠、分娩、养育孩子这些困难的时期。如果妊娠期间能保持良好的体重、体力，则会减少并发症、产程短、产后恢复快，并且不容易发生情绪低落、抑郁等问题。如果一直坚持运动，妊娠后则需要调整一些运动方式；如果超重或肥胖，也不做运动，则应该逐渐开始适度的运动，如每周 3 次，每次 30 分钟散步、游泳、孕妇瑜伽，然后逐渐提高运动频率、强度、时间。

整理心情作好准备：早孕期流产的比例大概为 10% ~ 15%，也就是每 5 次妊娠就可能有 1 次流产，如果有胎心则降为 10%。孕妇及其家庭不仅要有好的期望，也要有承担最坏结局的思想准备。

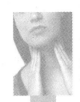

 23. 孕妇需要避免的事情有哪些?

绝对危险的事情包括:

喝酒:即使每周 1 杯半的红酒也可能导致婴儿出生缺陷,杀死胎儿的脑细胞。

吸烟:吸烟对胎儿有害,而频繁地被动吸烟也同样有害。

使用口服或外用药物:包括治疗痤疮的外用药物、一些中药以及过期的药物,都要从药箱里及时清理掉。

熏肉、生牛奶、生鱼片或者没有清洗干净的蔬菜,都可能携带病菌而对母儿有害。

桑拿、洗热水浴、使用电热毯:早孕期接触温度超过 38.5℃会增加流产的风险。

严格的素食主义者,并且不补充额外的维生素。

患有一些对胎儿有害的感染:水痘、风疹、乙肝、巨细胞病毒感染以及性病(如衣原体、生殖器疱疹、艾滋病)都可能对胎儿有害。

每天喝咖啡超过 150mg。

不戴手套处理猫粪、猫沙,有患弓形虫感染的风险。

进食鲨鱼等大型深海鱼类,这些鱼类水银含量超标,可能对胎儿的脑组织有害,可以考虑使用纯化的鱼油补充 DHA。

 24. 孕妇如何做好心理准备?

孕妇要保持精神愉快、情绪稳定。对于首次妊娠的女性,最初带来的可能是惊喜,随后就是如何适应成为人母的转变、如何孕育腹中的胎儿以及克服孕期和产程中可能遇到的困难。一方面,妊娠期间的妇女更加敏感、脆弱,需要得到亲人、朋友的关心与帮助;而另一方面,孕妇可能突然成为家人的重点关注对象,使她过分依赖他人,缺

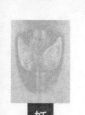

乏自信和面对困难的勇气，如宫缩，这些均应注意避免。据研究，母亲的精神状态对胎儿的生长发育、性格形成都有影响。因此，夫妇双方良好的心境、健康的情绪是决定胎儿一生的重要因素。

25. 如何保持孕期良好的心境？

锻炼，妊娠期间锻炼可以使孕妇感觉舒服、强壮、有魅力。建议孕妇在整个妊娠期间坚持每天至少锻炼1个小时，但是当产科医生对其有医嘱时例外。在锻炼之前应向产科医生咨询，听取医生的建议。

放松，按摩，穿一身漂亮合体的孕妇服。把妊娠看作展示自己的机会，妊娠期间始终保持光彩照人。

拥有一个良好的人际支持，多接触一些乐观的人。在妊娠期间，孕妇特别容易被负面的语言、信息所伤害。当孕妇感觉不能得到其所需要的积极支持时，则应该试着让周围的人了解孕妇的情况，以得到改变。

26. 孕妇如何着装？

孕妇的穿着要宽大舒适，衣料柔软，保暖性适宜。妊娠后，乳房明显增大，胸罩不能束得过紧，用胸罩对乳房作适当的支持作用，防止哺乳后乳房下垂。腰带也不要勒得过紧，避免妨碍呼吸、胃肠蠕动。避免穿又窄又紧的袜子，因其容易造成下肢静脉曲张、水肿。穿平底布鞋以保证安全、舒适。

27. 孕妇如何科学饮食？

孕妇在维持自身新陈代谢的同时，还要供应胎儿需要的营养，所以一定要合理调理饮食。要营养全面，不能偏食，蛋白质、脂肪、糖类、矿物质和维生素都要均衡摄取。如果孕妇营养不良，既可导致母亲贫血、手足抽搐、夜盲、骨质疏松，也会影响胎儿的体格发育、智力发展，甚至导致死胎、畸形。同时也应注意防止体重增长过多，预防妊娠糖尿病及胎儿巨大造成难产或手术产，增加婴幼儿患糖尿病、产伤的危险性。另外，不能一味地服用补品，避免造成便秘、痔疮和肛裂，含有激素的制剂还会使孩子性早熟。医生会嘱咐孕妇服用钙剂和铁剂，要严格执行医嘱。妊娠期要戒烟忌酒，吸烟会引起低体重儿、智力低下，饮酒有致畸作用，严重的导致新生儿死亡，"被动吸烟"也越来越受到人们的重视，孕妇要及时地劝阻丈夫或同事吸烟。

28. 孕期是不是吃得越多越好，要不要吃双倍的食物呢？

妊娠是一个生理过程，胎儿在妈妈体内是每日每时地不断增长，所以人体吸收的成分也是逐渐在增加，不需要吃出两人份的食物。

实际上摄入过多的营养物质也会增加孕妇胃肠、肝脏、肾脏等负担，造成不良的影响。

另外，所有食物对孕妇都有积极的作用，如果单纯过多进食一种食物会影响其他食物的摄入，造成营养失衡，反而不利于孕妇的健康和胎儿生长发育。

29. 我是一个胖妈妈，孕期需要有意识地节食吗？

孕期最好不要节食，如果是一个比较胖的妈妈，建议稍微调整一下饮食结构，适当减少碳水化合物的摄入，增加蛋白质、脂肪，甚至蔬菜的比例，因为节食使人体摄入的营养成分突然间减少，而孕妇在妊娠期间是需要大量的营养物质来供给胎儿生长发育的。

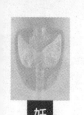

当孕妇摄入过少饮食，而人体又不能在妊娠期间分解库存的脂肪来满足胎儿生长发育的需要，所以妊娠期间只建议比较胖的妈妈改变饮食习惯，适当控制体重增长速度，千万不要节食。

30. 孕妇如何保证睡眠？

孕妇要保证充足的睡眠时间，每晚不能少于 8 小时，如条件允许最好有 1 小时的午睡时间。睡眠时尽量避免仰卧位，采取左侧卧位。因为妊娠期子宫多数右旋，压迫胎盘的血液循环，左侧卧位可以增加胎盘血供，减轻下肢水肿，对于胎儿宫内发育迟缓的孕妇应每日 3 次 2 小时左侧卧位，以利于胎儿生长。如果孕妇胎儿偏大或双胎腹部过于膨隆，平卧位时呼吸困难，可适当抬高头部，必要时吸氧治疗。

31. 妊娠期间应该采取什么样的睡觉姿势？

妊娠期间孕妇原来习惯的睡觉姿势可能不再适用。导致这种不适的原因很多，如腹部增大、背痛、烧心、气短、失眠均会影响睡眠。

妊娠期最佳的姿势是侧卧（SOS，sleep on side），且左侧卧位是最佳的姿势。因为左侧卧位可以增加到达胎盘和胎儿的血运和营养。睡眠时可以膝屈曲，在两腿之间夹一个枕头。如果感觉背痛，则在侧卧时，在腹部下面放一个枕头。如果感觉夜间烧心，可以在上身放一个枕头。在妊娠晚期，可能会感觉气短，可试着侧卧或上身放一个枕头。这些改变也许不能使孕妇完全舒服，尤其对那些习惯于平躺或趴着睡觉的人，可以尝试进行改变，就会受益。但是不能总保持一个姿势，应不时的更换左右位置。避免仰卧位（平躺），因为平躺时腹部压迫肠管和大血管（腹主动脉和下腔静脉），会导致背痛、气短、消化系统问题、痔疮、低血压，减少向心脏和胎儿供血。随着孕周的增加，腹部越来越突出，俯卧位（趴着睡觉）既困难又不舒服。

32. 孕妇在日常生活中应注意什么？

妊娠期间可以从事一般的工作，适量的运动能够增加肌肉力量，促进新陈代谢，增加食欲。但应避免繁重的体力劳动和有放射性、毒性的工作，妊娠中、晚期尽量避免值夜班。

尽量少出入公共场合，减少传染性疾病的发生。

避免长途旅行，必须长途外出要随身携带自己的孕期摘要，以便处理突发事件。尤其是乘坐长途飞机或汽车，要注意多活动、穿弹力袜，预防下肢血栓；多饮水，及时排尿，预防泌尿系统感染，同时还要预防发生交通事故。

 33. 孕妇可以过性生活吗？

孕期性生活历来是各国专家、夫妇关心的问题，普遍认为在孕早期和孕晚期不宜同房，孕早期容易导致流产，孕晚期容易导致早产。孕中期则是相对安全，采用"背入式"可以消除生理上的不便，减轻对孕妇的压力，使用避孕套有助于避免感染，注意要清洗外阴，防止细菌入侵。

 34. 如何预防妊娠期间的眩晕？

妊娠期间避免长时间站立，必须长时间站立时要经常移动脚，帮助血液循环。在坐位或平躺时要慢慢地起来，尤其从浴池出来时要特别注意。规律进食，避免两餐间隔太长，最好白天有一次加餐。不要洗热水浴。从妊娠中期开始注意不要仰卧。穿着舒适、宽松的衣服，避免过紧压迫血液循环。

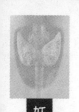

35. 怎么减轻圆韧带疼痛?

圆韧带疼痛在妊娠中期最常见。孕妇可能感觉一侧或双侧腹部或髋关节处锐痛。还有些孕妇出现腹股沟疼痛。圆韧带疼痛是妊娠期机体适应变化的正常表现。

圆韧带是支撑子宫的组织之一,在妊娠期逐渐拉长,连接在子宫前壁至腹股沟处,也像肌肉一样缓慢收缩、放松,但是速度非常缓慢。当运动的时候,例如,坐着时突然站起来、大笑、咳嗽等,会拉长圆韧带,使孕妇感觉疼痛。但一般只持续几分钟。

缓解圆韧带疼痛的最好方法是休息。缓慢地改变体位也可以减轻疼痛。当感觉要打喷嚏、咳嗽或想笑时,可以稍微弯腰,以减少圆韧带的拉伸。

36. 如何缓解妊娠期间的头痛? 能用药吗?

如果头痛难忍,可以使用泰诺治疗,美国食品药品管理局认为如果按照药品说明书的剂量服用对孕妇无害。但在妊娠晚期应该尽量避免。还有一些其他可以缓解妊娠期间的头痛方法,包括多喝水,脱水常是导致头痛的原因,尤其在妊娠早期早孕反应较明显的人群。妊娠之后,身体需要更大量的水分来适应羊水、血液循环以及身体其他液体的增加。如果是脱水导致的头痛,喝水就足以解决问题。

低血糖也会导致头痛。孕妇的手袋、皮包或汽车里放一些补充能量的零食、巧克力或者果汁等,以备饥饿时食用。

鼻窦炎导致的鼻窦堵塞也会导致头痛。如果头痛很锐利、眼或脸颊有压痛的感觉,或者当晃头时加重,而且普通的镇痛药无效,就可能患了鼻窦炎。呼吸水蒸气,或者夜间室内开放加湿器,可以缓解头痛。如果都无效,需要去耳鼻喉科就诊。

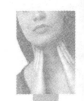

重要的是减轻压力和紧张，紧张性头痛也是常见的。在妊娠期间，为了孕妇及胎儿的健康应减轻工作压力和强度。例如，练习瑜伽、进行中等强度的锻炼、头颈部按摩都可以缓解压力，或按摩足蹞趾这个针灸穴位也可能有效。

37. 什么因素导致背痛？

大概50%～70%的孕妇会在妊娠期出现背痛，有些孕妇在妊娠早期就出现背痛。体重超重和妊娠之前就有背痛问题的女性最容易出现背痛。与背痛相关的因素：①激素水平增加：妊娠期激素水平的增加使盆腔部位的韧带变软、关节松弛，有利于分娩出胎儿。韧带关节的这些改变会影响背部的支持功能；②重心改变：随着子宫和胎儿的长大，孕妇重心会前移，导致姿势改变；③过多增加的体重：随着孕周的增加和胎儿的长大，孕妇增加一些体重，这些体重都是需要后背承重的；④姿势或体位：错误的姿势，长时间的站立以及俯身都会诱发或增加后背的疼痛；⑤压力：压力通常会找到身体中的弱点，因为盆腔韧带关节的改变，在压力或应激状态下可以使背部疼痛加重。

38. 如何预防或减轻妊娠期间的背部疼痛？

妊娠期间孕妇的背痛不能完全缓解，但是通过一些办法可以减轻疼痛的程度，降低疼痛的频率。例如，在专家指导下进行一些锻炼，可以加强后背和腹部的力量；蹲下来捡东西，不要弯腰捡东西；不要穿高跟鞋，或其他不合适的鞋；不要平卧位睡觉；在下腹部戴一个腹带；充分休息，足抬高对后背有益处；如果站立时间过久，要不断更换承重的足；准备一个舒适的椅子和靠背垫。

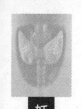

39. 妊娠期间何时出现水肿？

妊娠期间，身体为适应胎儿发育的需要，可产生超过 50％ 的血液和体液，水肿是这些额外的血液和体液在妊娠期的正常表现。正常的肿胀可以发生在手、面部、腿、踝关节和足。水肿可以出现在妊娠的各个阶段，但一般在妊娠 5 个月时才被注意到，而且会在妊娠晚期加重。

影响水肿程度的因素：夏天天气炎热，长时间站立，白天活动时间太长，饮食中含钾低，饮用大量的咖啡，高盐饮食。

妊娠期间的轻度水肿是正常的，但是如果在手和面部都突然出现水肿，应视为先兆子痫的征象，立即去医院就诊。

40. 如何能够减轻妊娠期间的水肿？

通过饮食调整可以有效地减轻水肿，如吃高钾的食物（如香蕉）、少喝咖啡等。还可以通过其他的生活方式改变来缓解水肿，如避免长时间站立，如果天气炎热，尽量减少户外活动的时间，休息时把腿抬高，穿适脚的鞋，尽量避免穿高跟鞋，穿运动的上衣或袜子，不要在手腕或足踝处穿过紧的衣服，休息或在室内游泳，冷敷身体肿胀的地方，喝水帮助身体排泄，减少水的潴留。低盐饮食。

41. 妊娠期间如何保护牙齿？

妊娠呕吐的胃酸会损害牙齿，而且妊娠期间孕妇会吃更多的食物及糖，也可能因早孕反应太重忽视了刷牙、漱口。当口腔卫生不良时，细菌会通过牙龈进入血液而影响胎儿，故妊娠期间应注意口腔卫生。①经常刷牙漱口：每天刷牙 2 次，每天漱口 1 次。尽量用抗菌的

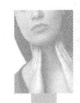

漱口水漱口；②使用牙线：试用牙线可以减轻牙刷刷牙导致的恶心、呕吐；③请口腔科医生进行检查，最好进行 1 次洗牙；④加强营养：多吃富含钙、维生素 C、维生素 D、维生素 A 的饮食，少吃糖，以维持健康的牙龈、牙齿。

42. 产程发动的征兆有哪些？

妊娠后期孕妇及家属应密切观察，发现以下现象可能提示 1 周左右要分娩，应给予重视，但是可能不需要立即去医院急诊。

腹部轻松感、胎儿下降感：也就是医生所指的胎儿"入盆"，胎儿下降使宫底下降，孕妇自觉上腹部舒适，肋骨不再上顶，呼吸轻松，但是胎头下降可使痔疮和静脉曲张加重，也会引起腰背疼痛，大腿根酸胀感。如果孕妇为经产妇，可能要在产程正式发动之后胎头才会入盆。如果孕妇是第一次生产，而在产程开始之前一直没有入盆，即"初产头浮"，一般来说，医生会在有规律宫缩之后观察 4 小时，如果胎儿一直没有下降，就不应该继续试产，需要改成剖宫产。

见红：当产程临近发动时，宫颈会变薄，宫口会扩大，分娩发动前，胎膜与宫壁分离，毛细血管破裂与宫颈黏液混合。这样，阴道会分泌黏液栓，可能是白色清亮的，也可能是粉色黏稠的。见红之后 1 天到 1 周之间都可能临产。如果是鲜红的血或者暗棕色的分泌物，就应该就诊，以明确原因。

破水：在妊娠期间，胎儿生活在羊水之中。大部分孕妇在产程中会出现破水，感觉到温暖的液体从阴道流出，破水之后宫缩会变得更强。但大约 1/10 的孕妇会在产程发动之前出现破水，医学上称为"胎膜早破"，通常在破水之后 12～24 小时自然临产。所以，医生会监护胎儿和孕妇的情况，等待 24 小时，如果没有临产，就可能用缩宫素（催产素）点滴引产。

不规律的宫缩：又称假临产，指宫缩间隔时间长，强度没有变

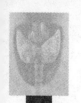

化，有宫缩后宫颈管不消失，宫颈口不扩张，用镇静剂后宫缩消失。

 43. 临产和假临产的宫缩区别？

宫缩的特点	假临产	临产
频率	稀发、不规律	越来越频繁
持续时间	不同，有时长有时短	持续不变
活动后的改变	活动一下、走一下可以让宫缩消失	感觉无法休息，走路和活动不能改变宫缩的强度
子宫和疼痛	子宫变得很硬时，不一定很痛	子宫的硬度和疼痛的程度相关
强度	宫缩的强度没有逐渐加强	宫缩的强度逐渐加强
孕妇的反应	有宫缩时，你还可以聊天、吃东西	有宫缩时，不能说话，也不能继续吃东西
疼痛的部位	腰背痛，或主要是小腹痛	每一次宫缩都好像腹部系紧一个带子，疼痛从后背开始，到整个腹部

 44. 出现假临产宫缩时应该怎么办？

出现假临产的宫缩还不需要住院观察，可以在医院附近转转，过1~2小时，再回到急诊检查宫缩情况和宫颈口扩张情况，如果确认临产再住院。因为家里的环境好，与家人在一起孕妇感到安心，可以很好地休息，也可以避免住院期间其他孕妇的生产过程对孕妇造成负面影响。

 45. 临产住院后医生会询问哪些问题？

每个医院的住院手续都是不同的，可以事先参观一下急诊、住院部和产科病房，了解入院需要带的证件、日常生活用品和婴儿用品等。住院之后孕妇需要回答医生的问题：

预产期是什么时候？

这是第几次妊娠？

以前生过孩子吗？做过剖腹产吗？

什么时候开始宫缩的？

宫缩几分钟 1 次？

宫缩的强度怎么样？

几点钟破水的？

羊水的颜色怎么样？量多吗？

妊娠期间患什么病吗，如妊娠糖尿病或者妊娠高血压？

以前有什么内科病吗，如糖尿病、心脏病等？

平常吃什么药吗？对什么药过敏吗？

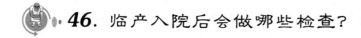

46. 临产入院后会做哪些检查？

入院后医生、护士或助产士就会检查孕妇的体温、脉搏、呼吸、血压，用胎心听筒或多普勒听胎心，也可以进行胎心监护。胎心监护就是在腹部系两条带子，分别监测宫缩的强度和胎心的变化，持续20~30 分钟，然后打印出监护图形，帮助医生判断胎儿的情况和宫缩的变化。

入院检查还包括医生或助产士进行内诊，检查宫颈是否变薄、扩张到几厘米了，通常人们说"开十指"就是宫口开全了。如果已经破水，医生或助产士会留取羊水检查是羊水还是尿液、阴道分泌物，留阴拭子进行阴道分泌物的培养。还会取血检查孕妇是否有贫血以及凝血功能方面的问题。有的医院还会在静脉里留一个套管针，可以随时给孕妇输液或给药。进行所有这些检查之后，孕妇就知道自己在产程的哪个阶段以及孕妇及胎儿目前是否一切正常。

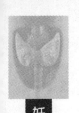

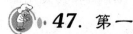 47. 第一产程指什么？

子宫像一个倒置的梨形，下方通向阴道的就是宫颈，第一产程就是宫颈管消失、宫颈扩张的阶段。第一产程又称宫颈扩张期，指规律的宫缩到宫口开全。初产妇需要 11~12 小时，经产妇需要 6~8 小时。

第一产程又分为潜伏期和活跃期。以宫颈口扩张到 3、4 厘米为界限，也就是说从产程开始到宫颈口 3~4 厘米是潜伏期，可能需要的时间要长（平均 8 小时，16 小时以上诊断潜伏期延长），进入活跃期之后，宫颈扩张速度就明显增快（平均 4 小时，8 小时以上诊断活跃期延长），直到宫颈口开全。

很多孕妇在这一阶段感到非常痛苦，特别想大喊大叫来发泄、表达她们的感受，希望赶快结束这种宫缩的疼痛。这些都会徒然消耗孕妇体力，使其无法完成接下来的分娩任务。此时还要注意不要过早向下用力，在宫颈口开全之前用力，会使宫颈水肿，引起难产。

48. 应如何应对第一产程？

①在产程早期尽量休息；②学会呼吸动作减轻疼痛：学会用鼻吸气，张嘴呼气，尽量深呼吸，不要屏气或者过度换气；③放松，相信自己的身体，保持积极乐观的精神，压力和焦虑会产生化学物质，增加肌肉的张力和疼痛；孕妇应多活动，可以刺激机体产生镇痛物质；④使用热敷或冷敷；⑤在床上保持一个舒服的位置，因孕妇身上可能有胎心监护、血压监护、静脉输液以及硬膜外麻醉的各种管子，使其无法走动，但是在床上也要尽量靠着枕头坐起来，或者保持左侧卧位休息。长时间的仰卧会影响孕妇血压和胎儿的血供；⑥对医生、护士和助产士要有礼貌，尊重对方，营造一个和谐的气氛；当孕妇无法忍受时，可以请医生进行检查，宫口开大 3~4 厘米时，可以考虑用镇

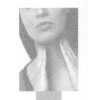

痛药或者硬膜外镇痛；最重要的是要做到不放弃！

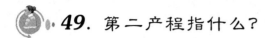

49. 第二产程指什么？

胎儿娩出期，即宫口开全到胎儿娩出。一般在 2 小时之内胎儿就会娩出。宫口开全、胎头下降到骨盆最低点时，孕妇自然地感觉要屏气用力、向下使劲，当其用尽全身最后一点力气时，婴儿就会呱呱落地，开始第一次啼哭，医生或助产士会吸出婴儿口腔中的黏液和羊水，然后将婴儿的肩膀旋转直到整个身体分娩出来。Apgar 评分是用来评估新生儿的状态，满分是 10 分，7 分以下为窒息。

50. 应如何应对第二产程？

如果医生或助产士没有指导孕妇向下用力，可以等待一段时间；每次都应进行有效地向下用力：每次宫缩时深吸气，向会阴方向用力，而不是向胸部用力，每次尽量保持长时间的用力，每阵宫缩使 2~3 阵劲；在宫缩间歇期深呼吸，使胎儿得到足够的氧，还可以适当休息；不要担心在产床上排尿、排便，努力做到任何因素不影响用力；宫缩间歇时喝点水，不要脱水，吃点巧克力，增加一些体力；遵从医生、护士和助产士的指导，争取顺利分娩。

51. 第三产程指什么？

胎盘娩出期，即胎儿娩出到胎盘娩出，需要 5~15 分钟，大于30分钟诊断胎盘滞留。第三产程时医生或助产士会检查产妇胎盘，如果怀疑没有完全排出来，要进行刮宫，刮出残留组织，预防产后出血和感染。

当产妇完成整个分娩过程，会感觉筋疲力尽、外阴和阴道肿胀，

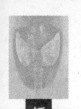

子宫收缩还有疼痛的感觉，容易出汗，甚至第一次如厕都会不舒服。此时产妇应留意婴儿、早开奶、练习母乳喂养，还有注意观察子宫收缩，保证脐下方是硬的，还有观察阴道出血的情况。

52. 如何建立对剖宫产手术的正确心态？

生产过程中会出现很多孕妇本人不能控制的问题，计划阴道分娩的孕妇一定要了解在阴道分娩过程中由于产程进展不良或者胎儿宫内窘迫以及其他因素有转为剖宫产手术的可能性，有很多孕妇从朋友、同事那里听到这样的经历，常称之为"受两茬罪"，甚至会因噎废食，拒绝阴道试产。殊不知，未经过宫缩挤压而直接进行剖宫产手术的胎儿可能会出现新生儿湿肺（需要转入新生儿监护病房进行辅助呼吸和监护），有报道显示，可能会增加胎儿将来患感觉统合失调（多动症）的危险。

53. 为什么要尽量减少"社会因素"没有指征的剖宫产？

剖宫产需要麻醉和手术，产妇要承担额外的风险；剖宫产手术远期并发症的问题也越来越多见，如剖宫产手术切口的子宫内膜异位症，会导致伴随月经周期的切口处疼痛，甚至需要手术切除切口的子宫内膜异位病灶；剖宫产术后再次妊娠有手术瘢痕处妊娠的风险，因为手术瘢痕处很薄弱，容易在人流手术中发生子宫穿孔，这种妊娠的处理棘手而且可能会出现大出血等紧急状况；如果再次妊娠分娩，剖宫产手术史的孕妇可能需要再次剖宫产，而且间隔时间需要在18个月左右，既使如此也有子宫破裂的风险。所以对没有指征，而要求进行剖宫产手术的孕妇，一定要谨慎，认真思考。

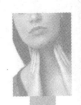

54. 什么是具有剖宫产绝对指征孕妇的正确心态？

对于有绝对指征进行剖宫产手术的孕妇，包括骨盆畸形、狭窄、巨大儿、胎儿宫内窘迫、胎盘异常、胎位异常、各种妊娠合并症、妊娠合并内外科并发症的孕妇，也不能因为恐惧手术并发症而拒绝手术，冒险进行阴道试产，因为剖宫产手术可以极大地降低孕妇和胎儿的死亡率及并发症的发生率，是对这些孕妇安全、有效、最佳的结束分娩的方式。

55. 什么是具有剖宫产相对指征孕妇的正确心态？

有剖宫产相对指征的孕妇，如相对头盆不称、可疑巨大儿，可以选择直接剖宫产或者先阴道试产，失败了再进行手术。这些有选择余地的孕妇，经常会非常迷惑、感到无所适从，这时一定要与医生充分沟通交流，了解医生的倾向性，了解两种分娩方式的利弊，与家人针对孕妇本人的特点、信心、对阴道分娩的准备，做出最利于母子健康的决定。使孕妇不会因为没有尝试阴道分娩而后悔，也不会因为阴道分娩试产失败改为剖宫产而懊恼。

56. 剖宫产手术的风险有哪些？

像所有的手术操作一样，剖宫产也是有风险的，需要在手术前对剖宫产的风险进行了解。

（1）感染：可能发生在手术切口部位、子宫和其他盆腔器官，如膀胱。

（2）产后出血或失血量大：剖宫产手术比阴道分娩的失血量大，可能导致贫血或需要输血。

（3）损伤脏器：可能会损伤周围的脏器，如膀胱或肠道。

（4）粘连：盆腔手术部位的瘢痕组织可能会导致粘连，引起疼痛或肠梗阻，还可能导致将来妊娠的并发症，如前置胎盘、胎盘早剥。

（5）住院时间延长：剖宫产手术后，如果没有并发症，一般需要住院 3~5 天。

（6）恢复时间延长：剖宫产手术后因为疼痛、手术创伤使恢复时间较阴道分娩延长。

（7）需要额外手术的可能性：剖宫产手术中可能会遇到子宫收缩乏力导致大出血，需要行子宫切除术，或者需要膀胱修补手术以及再次剖宫产手术等。

（8）胎儿损伤：非常罕见，但是胎儿在剖宫产分娩中，有骨折和皮肤划伤的可能性。

（9）新生儿湿肺：是胎儿没有经过宫缩挤压，肺脏呼吸功能不全导致。

（10）剖宫产手术瘢痕妊娠：如果避孕失败导致瘢痕妊娠可能会导致严重的大出血，终止妊娠也需要复杂的准备和操作，甚至有切除子宫的风险。

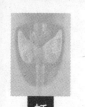 **57.** 促进乳汁分泌的方法有哪些？

新生儿生后 1 小时内，实行母婴皮肤接触及早吸吮。

不设限哺乳，勤吸吮，正确的哺乳姿势和含接，哺乳频率为每天 8~12 次，夜间哺乳，乳房挤压，哺乳评估，不轻易使用配方奶或安抚奶嘴，吸乳器"追奶"和乳旁加奶，哺乳后吸乳 2 次，哺乳间吸乳 1 次，哺乳后或哺乳后 1 小时，各 15 分钟，每天 2~3 次，刺激喷乳反射。

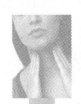

 58. 什么是正确的抱奶体位?

主要有 4 个要点,即新生儿的头和身体呈一直线;新生儿的脸对着乳房,鼻子对着乳头;母亲抱着新生儿贴近自己;母亲不只是托新生儿的头及肩部,还应托着臀部。

59. 什么是正确的婴儿含接姿势?

母亲用 C 字形的方法托起乳房,用乳头刺激新生儿的口周围,使新生儿建立觅食反射,当新生儿的口张到足够大时,将乳头及大部分乳晕含在新生儿嘴中。

60. 含接姿势的要点有哪些?

新生儿嘴张得很大,下唇向外翻,舌呈勺状环绕乳晕,面颊鼓起呈圆形,婴儿口腔上方有更多的乳晕,慢而深地吸吮,有时突然暂停,能看或听到吞咽声音。

61. 正确的人工挤奶方法?

彻底洗净双手,坐或站均可,以自己感到舒适为准,刺激射乳反射,将容器靠近乳房,用拇指及示指向胸壁方向轻轻下压,注意不可压得太深,避免引起乳导管阻塞,压力应作用在拇指及示指间乳晕下方的乳房组织上,也就是说,必须压在乳晕下方的乳窦上,反复一压一放。本操作不应引起疼痛,否则方法不正确,依各个方向按照同样方法压乳晕,要做到挤出乳房内每一个乳窦的乳汁,不要挤压乳头,因为压或按乳头不会出奶,一侧乳房至少挤压 3~5 分钟,待乳汁少了，就可挤另一侧乳房，如此反复数次。

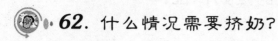

62. 什么情况需要挤奶？

（1）缓解奶胀。

（2）去除乳管堵塞或乳汁淤积。

（3）母婴分离，当母亲工作或外出时，母亲或新生儿生病时，保持泌乳。

（4）早产儿、低体重儿、没有吸吮能力时。

挤奶的时间：

（1）产后 6 小时之内开始挤奶。

（2）每 3 小时挤 1 次，注意夜间也要挤奶。

（3）一侧乳房挤 3~5 分钟换另一侧，反复进行，每次挤奶的持续时间 20~30 分钟。

63. 识别新生儿饥饿的要点有哪些？

婴儿张开嘴，寻找乳房。发出吸吮动作或响声，如咂嘴唇、伸舌头、吃手、转头或寻找乳头、烦躁、哭闹。

第三部分
甲亢和妊娠

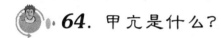

64. 甲亢是什么？

甲亢全称为甲状腺功能亢进症，简称甲亢，是甲状腺合成分泌过多的甲状腺激素，引起机体代谢亢进和交感兴奋。甲亢最主要的病因是弥漫性毒性甲状腺肿（Graves 病），患者体内产生的特殊的免疫球蛋白能够刺激甲状腺不断产生甲状腺激素，过高的甲状腺激素会引起机体代谢亢进和交感兴奋。

65. 甲亢为什么好发于年轻女性？

简单来说，机体免疫系统进化至今，能够完美的识别自己、攻击非己以保护自身，但当发生自身免疫性疾病时，机体的免疫系统会把自身成分当作外来物并对其产生攻击，Graves 病就是如此。女性因为担当了妊娠的任务，她必须接受外来的一个精子，并让其在体内受精，孵育，成熟，最后分娩出新生儿。虽然人体的免疫系统不接受外来物，但生育必须接受外来物（精子），否则就不能繁殖下一代。这样母亲的免疫系统会发生一些变化，降低防御功能，允许外来物在体内生存、发育、壮大。

由于女性在生理上的特征，使得女性的免疫系统容易被外来物攻击，容易患自身免疫疾病。而甲亢的主要病因是甲状腺自身免疫疾病，所以甲亢在女性多见。

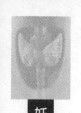

66. 甲亢有哪些表现？

甲状腺激素所引起的代谢亢进累及全身各器官各系统。

（1）代谢亢进：怕热，多汗，皮肤潮热。

1）心血管系统：心悸，心率增快，常大于 100 次/分，检查发现心前区搏动增强，心动过速，心音亢进，老年甲亢常常表现心房纤颤。

2）胃肠系统：易饥多食，进食不久又觉饥饿，胃肠道蠕动快，便次增多。

3）生殖系统：甲亢可影响女性的性激素水平，导致月经异常，可出现闭经、月经稀发、月经频发、月经过少和月经过多。研究表明，超过半数甲亢妇女月经异常，闭经是甲状腺功能亢进最早已知的临床症状之一，且重度甲亢患者发生闭经的比例高于轻、中度甲亢的患者。

（2）交感兴奋：容易激动，容易激惹，脾气急躁，手细颤，失眠，部分患者表现为焦虑，甚至抑郁。

（3）其他特征性表现：体重明显减轻和颈部变粗，眼部的表现比较特征性，包括眼睑水肿、眼睁得大、结膜充血水肿，严重的表现眼球突出、夜间睡眠时眼闭不上、视物模糊、复视等。

67. 出现哪些症状时要怀疑甲亢？

进食增多，但是体重明显减少；眼突出，同时视力下降，尤其是两眼都突出；心悸、心率过快（>120 次/分钟），安静时心率>90 次/分钟，老年人不明原因的心房纤颤，尤其是伴快速心率的心房纤颤；颈部增粗，可触及随吞咽上下移动的肿块。出现以上表现，要及时到内分泌科就诊。

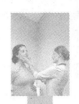

68. 甲亢如何诊断?

医生依据症状、体征及实验室检查进行诊断。最基础的就是测定血液中甲状腺激素的浓度。甲状腺激素测定不需要特定的条件，可以随机取血，不需空腹，不受饮食的影响，除非口服甲状腺制剂；简便、易行，不受时间地点的限制；准确，干扰因素少，结果可直接用于诊断。

甲亢的诊断条件：①高代谢症状和体征；②甲状腺肿大；③血清 TT_4、FT_4 增高，TSH 减低。

69. 甲亢能否治愈?

严格来说，甲亢是不能治愈的。因为疾病的治愈是指疾病不再复发，不再需要治疗了。例如，阑尾炎手术切除后就不会再患阑尾炎，说明阑尾炎治愈了；但甲亢治疗后还可能复发，所以说甲亢是不能治愈的。

虽然我们尚不清楚甲亢的病因，但根据经验临床已有效果相当理想的治疗方法，包括药物、放射碘和手术治疗。药物治疗是服药就有作用，停药就没有作用，所以停药后还可能复发。而放射碘和手术治疗是破坏性治疗，相对药物治疗来说，复发的可能性较小。

70. 甲亢如何治疗?

针对甲亢有三种疗法，即抗甲状腺药物（antithyroid drugs，ATD）、^{131}I 和手术治疗。ATD 的作用是抑制甲状腺合成甲状腺激素，^{131}I 和手术则是通过破坏甲状腺组织来减少甲状腺激素合成。

（1）抗甲状腺药物：单纯 ATD 的治愈率仅 50%，复发率高达

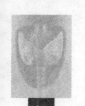
50%～60%。常用的 ATD 分为硫脲类和咪唑类两类，硫脲类包括丙硫氧嘧啶（PTU，商品名：丙嘧）和甲硫氧嘧啶等；咪唑类包括甲巯咪唑（MMI，商品名：他巴唑）和卡比马唑等。现在普遍使用 MMI 和 PTU。

（2）^{131}I 治疗：治疗机制是甲状腺摄取^{131}I 后释放出 β 射线，破坏甲状腺组织细胞。现已证明此法简便，费用低廉，临床治愈率达 85% 以上，复发率小于 1%。不会增加患者甲状腺癌和白血病等发病率，对除甲状腺以外的其他脏器不会造成急性的辐射损伤。但妊娠和哺乳期妇女禁忌。

（3）手术治疗：适用于药物无效或者是复发，甲状腺肿大压迫症状明显或多结节性甲状腺肿伴甲亢的患者。全身情况不能耐受手术者及妊娠前 3 个月和 6 个月以后禁忌。

71. 甲亢患者能结婚吗？

甲亢患者最好在病情得以控制、病情稳定情况下结婚，因为目前年轻人结婚事情繁多、琐碎，过度操劳很有可能使甲亢病情加重，反而事倍功半。在甲亢得到满意控制、病情较稳定的情况下，注意不要过度劳累，保证充足的睡眠，是完全可以结婚的。

72. 甲亢患者能妊娠吗？

甲亢患者是可以妊娠的。但是在妊娠期，甲亢会增加胎儿流产、早产、生长发育迟缓的可能性，而且妊娠期治疗甲亢手段有限，还要顾及到胎儿，所以一般建议甲亢治愈后再妊娠比较理想。甲亢药物治疗的最大缺点是停药后甲亢易复发，复发率大约 50%，多数在停药后 0.5～1 年复发，且甲状腺越大复发概率越高，TRAb 效价越高复发率越高；所以建议甲亢患者，如果甲状腺不大或轻度肿大，经过 1～2

年的规律治疗，用最小剂量（他巴唑 5mg/d 或丙嘧 50mg/d）维持半年以上甲状腺功能一直维持在正常值范围，停药后 0.5~1 年甲亢没有复发，可以妊娠，同时注意避免一些诱发因素（如高热、腹泻、长期睡眠不足、精神压力太大）。如果甲亢控制不满意，最小维持剂量时病情有反复，或者甲状腺显著肿大，或者突眼严重，建议采用手术或放射碘治疗，争取手术或放射碘治疗后 0.5~1 年甲状腺功能维持正常后再考虑妊娠。

放射碘治疗的甲亢患者，其放射碘的作用在半年后就会消失，放射碘对卵巢功能没有影响，半年后体内的放射碘作用完全消失，妊娠是十分安全的。但是要警惕治疗后导致的继发性甲减。

如果因为年龄或者其他原因，必须在治疗期间妊娠，建议妊娠前先到内分泌科进行咨询和评估，告诉医生妊娠计划，请医生调整好药物的品种和剂量。在确定妊娠后，还要遵照医嘱定时到内分泌科随诊。因为在妊娠的不同时期，受体内激素变化及代谢变化的影响，甲状腺功能可能出现一定的变化和波动，需要调整药物的剂量，以保证母亲和胎儿的正常需求。此外，医生还会根据抗甲状腺药物的不同特性，权衡利弊，在不同的孕周对用药的种类进行调整。

注意妊娠后定期进行产科检查，医生需要密切监测孕妇和胎儿情况，以便及时诊断、处理妊娠并发症。如果妊娠期孕妇的甲状腺病情通过大量药物治疗后控制不满意，为了保证孕妇和胎儿的安全，不能完全除外妊娠期进行甲状腺手术的可能。

73. 甲亢患者意外妊娠应该终止妊娠还是继续妊娠？

甲亢患者发现意外妊娠，需要继续妊娠还是流产是一个比较复杂的问题。

首先需要了解患者甲亢的严重程度，包括甲状腺肿大程度和药物

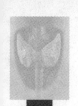

剂量大小程度，一般来说，甲状腺越大，药物剂量越大，对胎儿影响越大，治疗也越困难。

如果孕妇甲亢发病时间不长，年龄较小，在甲亢病情还没有得到控制时意外妊娠。在妊娠早期，甲亢加上早孕反应，会出现严重的恶心、呕吐，药物治疗甲亢很困难；而甲亢病情得不到控制，又会加重恶心、呕吐症状，形成恶性循环，给孕妇心理和生理上造成伤害。遇到这种情况，建议先终止妊娠，积极治疗甲亢，等待病情稳定或治愈后再考虑重妊娠。

如果患甲亢的时间比较长，病情严重，并且已经出现心血管方面的并发症，如严重心律不齐、心脏扩大，心功能不全。若此时妊娠，随着妊娠周数的增加，孕妇的心脏负担会逐渐加重，严重时可能会出现心衰，威胁生命。所以，为了尽早预防，避免严重并发症的出现，有心血管系统并发症的甲亢患者，一旦发现妊娠，应尽快到内科进行评估，如果不适宜继续妊娠，建议尽早考虑人工流产。

如果孕妇和家属对胎儿的期望值很高，但因为多数甲亢孕妇年龄偏大，高龄孕妇、甲亢、ATD 对胎儿有一定的影响，而甲亢和妊娠对孕妇也有影响，医生会综合评估风险，并告知患者，如果患者能够理解，愿意承担一些微小的风险，则主张继续妊娠，并积极控制甲亢，尽可能减少抗甲状腺药物的剂量，以保障胎儿的健康生长发育。

74. 接受核素检查后妊娠了怎么办？

甲状腺核素检查通常使用的是一种称为"锝-99"的核素，这种核素的半衰期是 6 小时，当其进入人体大约 60 个小时后，也就是 10 个半衰期的时间就可以完全衰减、排尽。其释放的 γ 射线能量也比较低，对人体基本没有危害。但是妊娠早期的胚胎对射线较为敏感，也不能完全除外其在低剂量 γ 射线下发生畸变的可能，所以对孕妇禁忌进行核素检查。对于生育年龄的女性，建议在检查的当月严格避孕。

如果在规定的时间内避孕失败，建议尽快到医院咨询，医生需要为您计算核素衰减时间和具体的受孕日期，评估对胎儿的影响，确定下一步措施。

75. 接受 ^{131} I 治疗后不慎妊娠了该怎么办？

对孕妇是禁止使用 ^{131} I 治疗。一般接受 ^{131} I 治疗后（大约 6 个月为 1 个疗程），经内分泌科医生评估，如果甲亢已经治愈，则至少在 80 天后才可以考虑妊娠。因 ^{131} I 是具有放射性的元素，在人体内的衰减需要一定的时间，而放射性物质对妊娠早期的胚胎有致畸的可能。另外，胎儿的甲状腺从妊娠后第 9～10 周就有收集、储存碘的功能，从母体来的 ^{131} I 可能被胎儿收集，从而影响其甲状腺，造成胎儿及新生儿先天性甲状腺功能减退。所以，一旦甲亢患者在 ^{131} I 治疗后的非安全区内不慎妊娠，一定要及时到医院行相关咨询，权衡考虑，必要时终止妊娠。

76. 妊娠会引起甲亢吗？

妊娠是一个自身免疫耐受过程，妊娠本身不会诱发甲亢，我们通过仔细追问病史，发现多数妊娠合并甲亢患者在妊娠前就有甲亢症状，但没引起患者注意。流行病资料显示，甲亢发病率为 1%，而妊娠合并甲亢的发病率仅为 0.2%～0.5%。

妊娠时，患者可以发生各种情况，如发热、感染、腹泻、应激、失眠、情绪激烈波动、精神压力过大、家庭或个人意外事故发生等也会诱发甲亢，所以说，单纯妊娠不会诱发甲亢，但是妊娠过程中会发生很多其他事情，同样会发生甲亢。

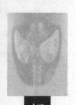

77. 什么是"妊娠一过性甲亢"?

孕期胎盘分泌大量的绒毛膜促性腺激素（hCG），hCG 与垂体 TSH 结构很相似，即 hCG 也有一定的 TSH 的作用。当 hCG 分泌显著增多时，大量 hCG（或 hCG 类似物）刺激甲状腺滤泡细胞表面的 TSH 受体，甲状腺分泌甲状腺激素增多，出现甲亢，亦称"妊娠一过性甲亢（GTT）"。

妊娠 3 个月时 hCG 分泌达高峰，大多数妊娠妇女其血清 hCG 高峰仅能维持数天，一般不会导致甲亢，少数孕妇 hCG 非常高，或者分泌的 hCG 结构有变异，对甲状腺刺激增强，可以表现甲亢。临床表现可有剧烈恶心、呕吐，体重下降，严重时可出现脱水和酮症，无自身免疫性甲状腺疾病史和体征，无甲状腺肿大及突眼和胫前黏液性水肿，TRAb 及 TPOAb 阴性，甲功改变多为暂时性，且与 hCG 水平相关。以对症治疗为主，多不需用药物治疗。随着妊娠过程的进展，胎盘分泌的 hCG 逐渐减低甚至消退，到妊娠中期甲状腺激素恢复正常，临床症状消失，TSH 恢复正常通常比甲状腺激素晚 1~2 个月。

78. 孕妇甲亢有什么特点?

甲亢临床表现为代谢亢进，而妊娠也是代谢增加的生理过程，妊娠时孕妇也表现怕热、多汗、心悸、心率增加，妊娠早期时呕吐可以表现为体重下降，故妊娠甲亢常常被患者忽视，将轻度甲亢误认为是妊娠反应。Easterling 等人对 6 例甲亢合并妊娠妇女进行了研究，自妊娠 12 周起对妊娠期母体进行监测血流动力学改变，发现心排出量增加 65%，总外周阻力降低 35%，心率增加 21%。消化系统和新陈代谢有改变，患者主诉怕热、消瘦、食欲很好、进食增多，但孕妇体重不

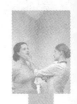

能随孕周增加，个别严重者体重不增甚至下降。肠蠕动增加，粪便稀软，排便次数增加。

妊娠早期孕妇频频恶心、呕吐，处在应激状态，甲亢病情会加重，此期甲亢孕妇也易出现妊娠剧吐。在妊娠中期，妊娠呕吐终结，患者自身免疫系统得以调节，病情常常缓解。在妊娠晚期，病情进一步缓解，有近 1/3 患者可以停止药物治疗。总之，妊娠合并甲亢的自然病程是早期加重，晚期缓解，产后易复发。

79. 妊娠合并甲亢如何诊断？

因妊娠期血清甲状腺素结合球蛋白升高，引起血清 TT_4 和 TT_3 增高，故妊娠期甲亢的诊断依赖血清 FT_4、FT_3 和 TSH。而每家医院测定方法和仪器不同，正常值范围各异，建议妊娠合并甲亢的诊断基础仍是血清 TT_4、FT_4 增高，TSH 减低。

美国和中国的甲状腺学会指南提出，妊娠三个阶段血清 TSH 的正常范围为：妊娠早期 0.1~2.5mU/L，妊娠中期 0.2~3.0mU/L，妊娠晚期 0.3~3.0mU/L。

80. 妊娠合并甲亢的治疗应该采取哪种方法？

目前甲亢治疗主要有三种方法：

（1）放射碘：因胎儿在妊娠 12 周起就有摄碘功能，放射碘可能会损害胎儿的甲状腺，一旦胎儿发生甲减，造成的危害不能弥补，故妊娠期间任何放射性核素检查和治疗都是绝对禁忌。

（2）手术治疗：在妊娠早期手术容易导致流产，妊娠晚期容易导致早产，而且必须在甲状腺功能控制在正常范围内才能进行，所以手术只适合在妊娠中期甲亢能用药物控制后进行。

（3）抗甲状腺药物：首选。具体内容见后述。

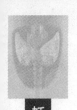

81. 药物选择：他巴唑还是丙嘧？

治疗甲亢的药物主要有两种，即甲巯咪唑（他巴唑，MMI）、丙基硫氧嘧啶（丙嘧，PTU）。

他巴唑属脂溶性药物，不与血浆蛋白结合，可以自由通过胎盘与乳房上皮细胞进入乳汁中。已有报道，MMI 致畸作用包括头皮缺失、食管或肛门闭锁、食管气管瘘、后鼻腔闭锁、肾积水、乳头发育不良、面部异常和精神运动功能发育延迟等。

丙嘧不是脂溶性药物，与血浆蛋白结合率高，且在生理 pH 下可以离子化，相对不容易通过胎盘与乳房上皮细胞进入乳汁。已有报道，PTU 致畸作用较 MMI 少，有个案报道新生儿肛门闭锁。另外，在美国发现数例孕妇服用丙嘧出现严重肝功能损伤的病例。

尽管 ATD 有以上已经报道的致畸作用，但总体发生率非常低，这些报道也都是个案回顾性研究，没有大的前瞻性的对照研究，此外，新生儿畸形作用也不能除外甲亢本身的致畸作用。所以对妊娠甲亢患者应首选 PTU 治疗，而 MMI 不是对孕妇的绝对禁忌，可以作为治疗妊娠合并甲亢的二线用药。

美国甲状腺学会指南中推荐妊娠早期选用 PTU，妊娠中期和妊娠晚期换用 MMI。实际上，临床应用 PTU 治疗妊娠甲亢也未发现严重不良反应，国内也未见 PTU 引起严重肝损伤的病例报道。如果在妊娠早期 PTU 可以良好的控制甲功且患者可以耐受，则 PTU 可以应用在整个妊娠期。整个妊娠期维持药物最小剂量，使孕妇的 FT_4 维持在正常值的上限，在妊娠晚期如果患者病情稳定，药物维持量很小，甲状腺肿大不明显，而且 TRAb 阴性，则可以停用抗甲状腺药物。

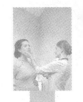

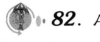 **82.** ATD 治疗同时需要服用甲状腺制剂和 β

受体阻滞剂吗?

临床应用 MMI 或 PTU 治疗甲亢患者时,有时会加用甲状腺制剂 L-T_4(优甲乐或雷替斯),对妊娠甲亢能否也需要加用 L-T_4 呢?

ATD 对胎儿有致畸作用,原则上对甲亢孕妇应尽可能减少 ATD 的剂量,如有可能尽早停用。故反对对甲亢孕妇同时合用 L-T_4 治疗,因为其会增加 ATD 的剂量及 ATD 的不良反应,导致胎儿发生甲状腺功能减退和新生儿畸形的危险性增加。

妊娠期间使用 β 受体阻滞剂会增加子宫敏感性,降低血糖,有可能使孕妇发生流产、早产,胎儿宫内生长受限危险性增加。因此,妊娠期间应尽量避免使用 β 受体阻滞剂。

83. 妊娠期间甲状腺功能需要如何监测?

研究发现,胎儿对抗甲状腺药物敏感性大于母亲,在母亲药物治疗中,为了保证胎儿体内有充足的甲状腺素水平,甲亢孕妇尽可能应用最小剂量的 ATD。因为目前还没有妊娠期特异的正常参考范围,所以可以应用非妊娠的正常参考值,维持孕妇的 FT_4 在正常值的上限。

孕妇甲状腺功能异常情况时,应每 2~4 周测定 FT_4 和 TSH,孕妇甲功正常后,可延长为每 4~6 周测定 FT_4 和 TSH。

在妊娠早期,有些孕妇甲亢症状会加重,在妊娠中期和妊娠晚期症状会逐渐减轻,此时需要及时减少 ATD 的剂量。有 20%~30% 的妊娠甲亢患者在妊娠晚期可以停止 ATD 治疗。对 TRAb 很高的患者需要继续服用药物直至产后,有些病人分娩后病情会复发或加重,故分娩后也需监测甲状腺功能。

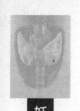

84. 甲亢孕妇如何进行手术治疗？

绝大多数妊娠甲亢采用药物治疗，但是如果患者对抗甲状腺药物过敏或有严重不良反应，或患者甲亢病情较重，甲状腺肿大并压迫症状十分明显，或患者对药物治疗顺应性不好，或怀疑或确诊甲状腺癌时仍然可以考虑手术治疗。

手术最佳时间是妊娠中期。手术前需要将甲状腺功能控制在正常水平，尤其需要保持 FT_4 水平正常。患者保持安静平和状态。因为甲状腺血流丰富，甲亢患者的甲状腺血流可以增加 5 倍，所以手术前碘剂准备十分必要，大剂量碘剂准备可以减少术中出血。术前短暂的大剂量碘剂不会对胎儿健康发生不良影响。只要术前甲状腺功能正常，术中对甲状腺挤压不严重，术后甲亢危象极为罕见。妊娠期的甲状腺手术需要外科、内分泌科和妇产科医护人员的协同配合，共用保驾护航，但仍不能完全排除流产的风险。

85. 甲亢对孕妇和胎儿有什么影响？

甲亢孕妇的并发症包括妊娠剧吐、流产、早产、贫血、妊娠期高血压疾病、胎盘早剥、充血性心力衰竭、甲亢危象、胎盘早剥和感染、糖尿病等。妊娠早期发生甲亢，导致孕妇发生自然流产的危险性增加，高达 26%；妊娠中晚期发生甲亢，会较早出现妊娠期高血压疾病，子痫前期，如水肿、血压高、蛋白尿，早产危险性显著增加，早产率高达 15%。此外，妊娠对甲亢有加重病情作用，可导致甲亢心脏病、充血性心力衰竭，甚至发生甲亢危象。

对胎儿的影响包括流产、早产、胎儿生长迟缓、胎位异常、胎儿窘迫、新生儿窒息、胎儿和（或）新生儿甲减、胎儿和（或）新生儿甲亢、死胎、新生儿畸形、足月小样儿（small forgestation age,

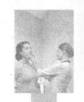

SGA）等。国外学者 Millar 报道 181 例甲亢对妊娠的影响，足月小样儿（SGA）的发生率是正常妊娠组的 9 倍；孕妇甲亢控制不良，胎儿各个器官发育不成熟；孕妇交感兴奋，胎儿容易受到激惹在妊娠早期引起流产，妊娠晚期引起早产；孕妇处于高代谢状态，营养物质摄入不足，导致胎儿营养缺乏，生长受限；已有报道甲亢孕妇服用抗甲状腺药物治疗，药物可以通过胎盘，引起胎儿畸形；抗甲状腺药物剂量过大造成孕妇和胎儿甲减和胎儿甲状腺肿；母亲体内的甲状腺刺激免疫球蛋白（TRAb）可以通过胎儿，被动传递刺激胎儿甲状腺引起新生儿甲亢。

 ## 86. 什么是妊娠剧吐？

轻度恶心、呕吐是妊娠早期最常见的症状，通常停经 6 周时开始出现，停经 12 周左右消失，与妊娠期 hCG 的急剧增加或高水平相关。频繁的恶心、呕吐、不能进食会导致水、电解质紊乱和酸碱失衡以及严重的维生素缺乏，其发病率为 0.3%～1%。因为甲亢病人代谢亢进，以上症状会更加严重。

 ## 87. 如何治疗妊娠剧吐？

常规治疗包括禁食、纠正水电解质紊乱和酸碱失衡，加用维生素 B_1、维生素 B_6、维生素 C 及氨基酸、脂肪乳等营养制剂。孕妇可在呕吐停止后试进食少量流质饮食，并逐渐增加饮食。治疗后仍然出现持续黄疸、持续蛋白尿、体温持续在 38℃ 以上、心动过速（≥120 次/分）、伴发 Wernicke 脑病等危及孕妇生命时，需考虑终止妊娠。

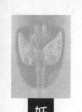

88. 什么是早产?

早产指妊娠满 28 周至不足妊娠 37 足周（196~258 日）间分娩者。早产占分娩总数的 5%~15%。由于甲亢孕妇内分泌的变换，更容易发生早产。孕妇若曾经发生流产或早产、子宫先天畸形、合并子宫肌瘤、前置胎盘、羊水过多、多胞胎等则更容易早产。

早产的症状包括规律子宫收缩（间隔时间 5~6 分钟，持续时间达 30 秒以上。每 20 分钟 4 次或每 60 分钟 8 次）以及宫颈管消失、宫口扩张。孕妇要及时到医院就诊。另外，破水、见红等也可能会早产，需立即到医院进一步诊疗。

在妊娠中、晚期，当孕妇走动多或休息睡眠不足、工作劳累时，常会有子宫变硬的现象，而且愈靠近妊娠后期，可能性会越高。如果这种现象不规则，平躺休息就会改善，则属于正常现象。如果孕妇发生子宫规则性的发硬或疼痛，休息后没有好转，尤其是孕妇曾经有流产史或早产史，就有可能发生早产，必须立即去医院就诊。这种子宫变硬就可能是子宫收缩的表现。

89. 发生早产应如何处理?

如果在未满 37 周时出现规律宫缩或见红、破水的情况，不要惊慌，应立即到医院就诊。早产的治疗包括卧床、期待疗法、皮质激素的应用及母亲胎儿监护等。胎膜早破者还需应用广谱抗生素。期待疗法对母亲的益处有限，但对新生儿确有重要的意义。必须与保守治疗的风险相平衡，宫缩抑制剂治疗的基本原则是将妊娠延长至生长发育完成并能在产前应用糖皮质激素，以显著减少胎儿呼吸窘迫和新生儿死亡。其重要意义在于延长孕周，从而降低与孕龄相关的早产儿疾病。保胎时避免应用 β 受体激动剂，因其有加快心率的不良反应，会增加心脏负担，加重甲亢的症状。

 90. 如何预防早产？

早产对新生儿的健康影响很大，因其未完全发育好，各器官发育不成熟，可能出现呼吸窘迫综合征、高胆红素血症、坏死性小肠炎、脑室内出血、动脉导管持续开放、视网膜病变、脑瘫等。故预防早产十分重要，在日常生活中要注意下面几点：

（1）避免碰撞腹部：不到人多的地方，以免拥挤；防止跌倒；不拿取重物或高处的物品。

（2）避免刺激腹部：养成良好的排便习惯，避免便秘；夫妻生活要适度，以免刺激子宫收缩。

（3）注意休息，避免精神紧张、烦躁和疲劳。

（4）积极治疗合并症，如心脏病、肾病、高血压、甲状腺疾病等。

（5）预防并及时治疗并发症，如妊娠期高血压疾病、双胎、前置胎盘、羊水过多等。

（6）积极治疗子宫畸形和缺陷，如妊娠前纠正纵隔子宫，子宫颈口松者可于妊娠13~16周行宫颈内口环扎术。

（7）尽量避免长时间站立或下蹲的姿势，避免腹压升高子宫受压，引起早产。

 91. 什么是妊娠期高血压疾病？

妊娠期高血压疾病简称妊高征，是妊娠期特有的疾病，患病率达7%~12%。严重时可导致心、肝、肾、脑等主要器官缺氧、水肿、坏死，甚至抽搐（子痫）、昏迷、各脏器功能衰竭，是孕产妇、围生儿死亡的主要原因，部分患者还会遗留慢性高血压及肾病等后遗症。

多发生于妊娠 20 周以后至产前 48 小时内，孕妇表现为高血压、水肿、蛋白尿，病变可累及多个器官，伴多脏器损害，严重者抽搐、昏迷、脑出血、心衰、胎盘早剥、DIC。

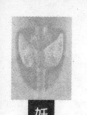

92. 妊娠期高血压疾病如何诊断？

依赖病史、临床表现及辅助检查，如果患者有高危因素，伴有头痛、头晕、视力改变、上腹不适，BP ≥ 140/90mmHg ≥ 2 次，间隔大于 6 小时，伴有水肿、腹水、体重异常增加，辅助检查尿常规尿蛋白升高，眼底检查见动脉痉挛。

定期的妊娠期产检非常重要，可以及早发现、诊断、治疗，可以减少或者避免发生孕妇和胎儿的不良结局。

93. 哪些人群是妊娠期高血压疾病的高危人群？

流行病学研究显示妊娠期高血压疾病的高危人群包括初产妇；年龄过大（>40 岁）或过小（<18 岁）；多胎妊娠；慢性高血压、慢性肾炎、抗磷脂综合征、糖尿病甲亢；血管紧张素基因 T235 阳性；妊娠期高血压病史及家族史；营养不良及低社会经济状况（多见于低蛋白血症、贫血、营养不良造成的缺钙、低钠、铜/锌比值升高）；肥胖（肥胖女性有脂质代谢紊乱，低密度脂蛋白过高，有促进动脉硬化作用，妊高征的胎盘血管粥样硬化可能与肥胖女性血脂代谢紊乱有关）；情绪不稳定、焦虑、抑郁、睡眠障碍、心悸、生活空虚感等负性精神因素。

94. 妊娠期高血压疾病有哪几种？

目前国内普遍采用 2000 年高血压协作组（national high blood pressure working group）制定的分类：

（1）妊娠期高血压：BP ≥ 140/90mmHg，妊娠期出现，产后 12 周内恢复，尿蛋白阴性。

（2）子痫前期：妊娠 20 周后 BP ≥ 140/90mmHg，尿蛋白 ≥ 300mg/24h，有症状。

（3）子痫：子痫前期产妇抽搐，无其他原因。

（4）慢性高血压并发子痫前期：高血压孕妇妊娠 20 周后血压升高，尿蛋白阳性/增加。

（5）妊娠合并慢性高血压：妊娠前/妊娠 20 周前高血压，妊娠期无加重。

95. 如何诊断重度子痫前期？

出现以下情况应考虑重度子痫前期的可能，需要尽快去医院就诊。

（1）中枢神经系统异常表现：头痛、昏迷。

（2）肝包膜下血肿或肝破裂：上腹部不适、疼痛。

（3）肝细胞损伤：转氨酶升高。

（4）血压改变：BP≥160/110mmHg。

（5）血小板减少：<$100×10^9$/L。

（6）蛋白尿：≥5g/24h 或 2 次尿蛋白（+++）。

（7）少尿：尿量<500ml/24h。

（8）脑水肿、脑血管意外。

（9）血管内溶血：贫血、黄疸、LDH 升高。

（10）凝血功能障碍。

（11）胎儿生长受限或羊水过少。

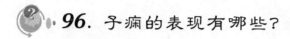

96. 子痫的表现有哪些？

子痫是重度子痫前期孕妇发生抽搐，表现为眼球固定，瞳孔散大，头偏，牙关紧闭，口角、面肌颤动，全身、四肢肌强直，双手紧握、双臂屈曲，迅速强烈抽动，面部青紫，神志不清，持续约1分钟。肌肉松弛，深长吸气，恢复呼吸，可以发生深昏迷、创伤、窒息、误吸，发生时间多为产前，也可在产时、产后。

97. 如何预防妊娠期高血压疾病？

妊娠期高血压疾病是孕产妇死亡第二位原因，主要死于妊高征的严重并发症，依次为脑出血、心力衰竭、难治性HELLP综合征、急性肾功能衰竭，故早期认识、积极防治妊高征的并发症是减少孕产妇死亡的关键。林巧稚大夫经常强调，"妊娠不是病，妊娠要防病"，对于妊娠期高血压疾病更是要强调重在预防，社区医师要对孕妇实行产前检查，做好妊娠期保健工作，做好孕妇教育工作，为降低妊娠期高血压疾病的发生发挥作用。

（1）加强孕产期保健：重视孕产期保健工作是降低妊娠期高血压疾病发病率的关键，可及早发现可能发生该病的倾向，并采取相应干预措施。定期产前检查，监测血压、尿蛋白及水肿情况。

（2）生活习惯调整：养成良好的性格，保持心理健康，孕妇应保持愉快的心情，避免长期紧张、烦躁、抑郁等不良情绪，妊娠期可参加孕妇学校，增加孕产期保健知识，及时发现异常，及时就医。

（3）合理饮食和休息：孕妇应进富含蛋白质、维生素、铁、钙、镁、硒、锌等微量元素的食物及新鲜蔬果，减少动物脂肪及过量盐的摄入，但不限制盐和液体摄入。保持足够的休息和愉快心情，坚持左侧卧位，增加胎盘绒毛的血供。

（4）控制体重：对体重增加高于或低于正常范围者均应视为高危妊娠，进行高危管理，并进行相应的营养指导。

（5）药物预防：许多研究显示，钙剂、小剂量阿司匹林、维生素C或维生素E等对妊娠期高血压疾病有一定的预防作用。

（6）一旦发现血压升高或水肿等，应密切与医生配合，注意休息，采取左侧卧位以减少子宫对下腔静脉的压迫，使下肢及盆腔的血液能充分地回流到心脏，从而保证肾脏及胎盘的血液灌注量。注意多进食高蛋白食物，适当控制食盐的摄入量；必要时遵医嘱服用药物。及时控制轻度子痫前期，避免其向严重阶段发展。

（7）已有疾病基础的孕妇，一旦出现头痛、视物不清、眼前出现闪光点、恶心、呕吐或上腹剧痛以及胎动减少等症状，提示疾病将发生急剧变化，应及时就诊。

98. 妊娠期高血压疾病要进行哪些鉴别诊断？

（1）妊娠合并原发性高血压：妊娠前多有高血压病史；多无蛋白尿、水肿；血压明显增高可达 200/120mmHg，但是自觉症状不明显；眼底检查可见动脉硬化屈曲、动静脉压迹等动脉硬化表现，视网膜有棉絮状渗出物或出血。此类患者可并发先兆子痫。

（2）慢性肾炎合并妊娠：已知妊娠前患慢性肾炎的容易鉴别诊断，若妊娠前症状不明显则鉴别存在一定困难。一般妊娠早期即出现症状；早期血压不一定升高，晚期者可出现血压升高；尿蛋白较多，可有各种管型，并混有多量红白细胞；血化验可见血浆蛋白低、尿素氮高；严重时眼底也出现明显变化（动脉硬化屈曲、交叉压迫征，视网膜有棉絮状渗出物或出血）；查体可见水肿及贫血较明显，产后不能完全恢复，产后血压仍继续不变。

（3）可能伴有抽搐的疾病：此类患者多无高血压、尿蛋白、水肿表现，如妊娠合并癔症抽搐、妊娠合并癫痫大发作、妊娠合并脑出血、妊娠合并蛛网膜下腔出血、妊娠合并手足搐搦症。

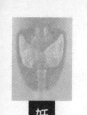

99. 怀疑妊娠期高血压疾病需要告诉医生哪些情况？

（1）要告诉末次月经日期、类似早孕反应出现时间、胎动开始的时间、最近胎动频率，这些是产科最基本的信息。

（2）要注意有无水肿及其部位（下肢、会阴、面部、全身），卧床休息后是否消退，每周体重增加情况，有无头痛、视物不清、恶心、呕吐、右上腹痛，有无抽搐、昏迷，有无腹痛及阴道出血，这些都是与妊高征相关的症状，并能提示妊高征的严重程度以及是否有严重并发症的出现。

（3）与妊高征相关的疾病或是疾病史：如慢性高血压、慢性肾炎史，合并有这些基础疾病或是疾病史的人容易在此基础上并发妊高征。

100. 怀疑妊娠期高血压疾病时医生会做哪些体格检查？

（1）一般检查：测量血压、心率，注意皮肤水肿程度，称体重，如血压升高≥140/90mmHg 或比基础血压高 30/15mmHg，体重增加每周超过 0.5kg，提示异常。

（2）腹部检查：测量宫高、腹围，了解其是否与妊娠月份相符，注意有无子宫激惹及宫缩，听胎心，确定胎位，估计胎儿体重。

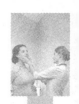

101. 怀疑妊娠期高血压疾病时医生会做哪些检查?

产科门诊进行系统的血压记录及血、尿常规的化验检查,血细胞比容增高提示血液浓缩、血小板计数减少提示妊高征病情严重,可能合并 HELLP 综合征,还需记录 B 超检查的结果。孕妇还需进行的检查包括:

(1) 胎心监护:必要时行催产素激惹试验,了解有无胎儿宫内缺氧。

(2) 眼科医生会诊:进行眼底检查,妊高征时视网膜动、静脉管径比例大,正常时 A : V = 2 : 3,血管痉挛时变为 1 : 2 或 1 : 3(是应用硫酸镁解痉治疗的指征之一),严重时表现为眼底水肿、出血。

(3) 24 小时尿蛋白定量:测定值 ≥300mg 提示异常,若尿蛋白 ≥5g/24h,提示病情严重。

(4) 肾功能检查:尿酸增高>180μmol/L(尿酸是妊高征较敏感的指标,轻度妊高征时尿酸就增高);如 BUN > 5.36mmol/L,Cr > 88.4μmol/L 提示肾功能损害。

(5) 肝功能检查:ALT 轻度升高,约 10% 的患者胆红素增高(以间接胆红素为主)、血浆蛋白降低(以白蛋白为主),可出现白/球倒置。

(6) 凝血功能检查:除血小板计数外,可测定纤维蛋白原含量、凝血酶原时间、纤维蛋白降解产物、抗凝血酶Ⅲ。如果可疑 HELLP 综合征时,可以行外周血涂片找破碎红细胞。如血小板计数进行性下降、纤维蛋白原减少、凝血酶原时间延长、纤维蛋白降解产物增高,外周血找到破碎的红细胞,ALT、AST 增高、胆红素升高,提示 HELLP 综合征。

(7) 胎盘功能检查(尿 E3 测定或 E/C 比值测定,血 HPL、SP1

测定，胎盘功能不良时上述指标值低）、胎儿成熟度检查（常以成熟度检查为代表，L/S 比值是评估胎肺成熟度较可靠的指标，L/S>2 提示胎肺成熟）、心电图检查（注意心肌缺血表现及高钾或低钾表现）、CT 检查（子痫时，CT 检查可帮助了解脑缺血、水肿、出血情况）。

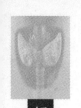 102. 孕期如何留取尿常规进行化验检查？

要多饮水，留取清洁中段尿，可以取晨尿或随机尿，一般都留取中段尿，即弃去开始排出的部分，避免污染，最好用消毒湿巾擦净外阴再留尿，如果在医院留尿，最好直接送检。

103. 如何初步阅读尿常规报告单？

（1）尿比重≥1.020，提示尿液浓缩。

（2）尿糖：孕妇可以有生理性的尿糖。

（3）尿红细胞、白细胞：注意留取清洁中段尿以去除白带污染的影响，尿沉渣检查，必要时肾内科会诊。

（4）尿蛋白正常时应为阴性，即 neg（negative）；异常：微量（trace）、0.25、0.3、≥3，复查，留 24 小时尿蛋白定量，警惕妊高症。

（5）尿蛋白阳性提示异常，如尿沉渣检查出现管型，应注意原有的肾脏病变。

104. 如何留取 24 小时尿蛋白检查？

开具化验单后要在医院取防腐剂，第一天早 7 点，排 1 次尿弃之不用，之后开始的每次排的尿都要收集到一个干净带盖的容器里，同时加入防腐剂，放置阴凉处，第二天 7 点排最后 1 次尿，放入容器，

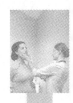

收集好 24 小时尿液，计算总量，并记录，将尿液混匀，用干净小瓶取 10~20ml 送医院检验。

注意留取 24 小时尿的当天保持正常饮食、正常活动，不刻意喝过多的水，既不能卧床不动，也不能过于剧烈的运动。

105. 超声检查注意事项有哪些？

由于妊高征时全身血管痉挛，胎盘及胎儿的血供减少，有可能合并胎儿宫内生长迟缓（如果胎儿各径线较平均数小 2 周，提示胎儿宫内生长迟缓）。羊水指数<8cm，提示可能胎盘功能不良。B 超检查胎动、胎儿呼吸运动、胎儿张力、羊水量，结合胎心监护做 BPS 评分，能更准确估计胎儿宫内安危。

106. 妊娠期高血压疾病如何处理？

妊娠期高血压疾病处理的基本原则是镇静、解痉、降压、利尿、适时终止妊娠。

依据不同病情其处理方法如下：

（1）妊娠期高血压：一般处理，必要时降压治疗。

（2）子痫前期：硫酸镁解痉，降压，适时终止妊娠。

（3）子痫：控制抽搐，及时终止妊娠。

（4）妊娠合并慢性高血压：降压治疗。

107. 妊娠期高血压的产后注意事项？

注意产后出血，及时发现，及时治疗。

预防产后子痫的发生：产后 24 小时内继续给予硫酸镁治疗，尤其是产后血压≥160/110mmHg 者，产后 24 小时停用硫酸镁；血压持续不降，应加用降压药及利尿剂。

严重子痫前期患者产后尿量增加是病情改善的表现。尿蛋白和水肿通常在 1 周以内消失。大多数患者产后 2 周血压恢复正常。产后高血压持续的时间越长，慢性血管病变或是肾病的可能性越大。

产后无明显出血而血压突然明显下降，脉压较小者可能为血液浓缩、电解质失调所致血管运动失调性休克。

如产前尿蛋白（++），产后应随访中段尿常规，必要时测 24 小时尿蛋白定量。

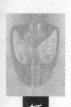 **108. 在甲亢孕妇的分娩期，医生是如何处理的？**

关于分娩方式：产妇能否正常分娩取决于产力、产道和胎儿三个因素，对于甲亢病人而言，还要考虑甲亢病情，单纯甲亢不是剖宫产指征，只要甲亢病情不严重，心脏无明显扩张，无心功能不全就可以尝试阴道分娩。有人统计过，甲亢产妇的产程和正常产妇无差异，一般来说，初产妇需要 16 小时左右，经产妇需要 8 小时左右；甲亢产妇如果病情严重，心脏扩大，过去或者现在有心力衰竭，心脏功能不能承受阴道分娩，应考虑剖宫产。如果产前 B 超检查发现胎儿甲状腺肿大，临产后胎头俯曲困难，或有胎儿宫内窘迫的表现，也应考虑剖宫产。如果分娩过程出现头盆不称、胎位异常及胎儿窘迫等情况，应及时改行剖宫产术，以免产程延长，产妇疲劳过度，导致分娩时心脏功能异常。此外，甲亢孕妇一般宫缩较强，胎儿偏小，产程相对较短，新生儿窒息率较高，应做好新生儿抢救准备。总体而言，多数甲亢孕妇可以阴道分娩，仅少数需要剖宫产。在阴道分娩过程中，可以给予吸氧、补充能量的处理。

关于脐带血：可能对在孕妇服用抗甲状腺药物、胎儿甲状腺大时有用，用以辅助确定胎儿是否甲状腺功能亢进或甲状腺功能减退。

关于新生儿：需要进行甲状腺功能的检查，我们会在后文中详细讲述。

 109．甲亢孕妇产后能哺乳吗？

传统认为，母亲甲亢不能进行哺乳，但近年来很多研究表明，对哺乳的甲亢患者服用中等剂量的抗甲状腺药物是安全的。流行病学研究显示，母亲在哺乳期服用 PTU，其后代的智力和身体发育未受影响，也未发现粒细胞减少、肝功损害等并发症。

与 PTU 相比，MMI 的乳汁排泌率较高，有些学者建议哺乳期治疗甲亢以 PTU 作为首选。但因为 PTU 潜在的肝毒性，所以对哺乳的甲亢母亲，有些学者建议首选 MMI。总之，两种药物都获得美国儿科学会批准用于哺乳期母亲的甲亢治疗。

哺乳母亲服用 PTU<20mg/d 或 MMI<300mg/d 对婴儿是安全的，对婴儿的甲状腺功能没有影响。需注意母亲应该在哺乳完毕后立即服用 PTU，间隔 3~4 小时再行下 1 次哺乳，服药期间必要时可以监测婴儿的甲状腺功能。

110．甲亢孕妇分娩的新生儿会患甲亢吗？

新生儿甲亢的发生是较低，甲亢孕妇的新生儿甲亢发生率约为 1%。甲亢大多数病因是 Graves 病，患者体内出现自身免疫性抗甲状腺激素受体抗体（TRAb），此抗体属于 IgG，可以部分通过胎盘。如果孕妇分娩前体内 TRAb 效价很高（一般大于正常值 10 倍），孕妇体内的 TRAb 可以通过胎盘转移给新生儿，可能刺激新生儿甲状腺合成分泌过多的甲状腺激素，导致新生儿甲亢。但胎儿在母亲体内同时也在服抗甲状腺药物，所以新生儿出生后甲状腺功能也可能正常。但是有些出生时甲功正常的婴儿，出生后因不再服药，而 TRAb 仍然高水平，故在出生后 1 个月又会出现晚发性甲亢。

111. 甲亢会遗传吗？

父母遗传的是疾病的易感性，而不是遗传疾病本身，遗传易感性必须与环境因素共同作用才能发生甲亢。甲亢不是单基因遗传病，不是绝对遗传的，但对于有家族史、有可疑症状表现的婴儿仍要注意检查。

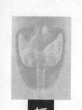 **112.** 新生儿甲亢有哪些表现？

新生儿甲亢表现皮肤潮红、高血压、易激惹、心动过速、心衰，易饥、不时地吃奶，喂养困难、呕吐、排便次数多，但体重不增加或很少增加。两眼有神、眼球突出、甲状腺肿、前额突出、小头畸形。持续的甲状腺功能亢进可引起颅骨骨缝早闭，智力下降，生长迟缓（身材矮小）以及在儿童期的多动。

由于新生儿体内的 TRAb 是母亲被动传递的，TRAb 在婴儿的肝脏降解，生后经过 2~3 个月，婴儿体内的 TRAb 被肝脏清除，婴儿甲亢也就自然缓解，不需要继续治疗。

113. 新生儿甲亢如何诊断和治疗？

对产前 TRAb 很高的甲亢产妇，婴儿出生时及生后 1 个月都需要进行甲状腺功能检查，以免遗漏对晚发性新生儿甲亢的诊断。

对于有相应症状表现，血清 TT_4、FT_4、TT_3 升高的新生儿，可以诊断。

一旦诊断新生儿甲亢，应该采用抗甲状腺药物治疗，他巴唑 $0.5~1mg/(kg \cdot d)$，或丙嘧 $5~10mg/(kg \cdot d)$，新生儿的甲状腺功能会很快恢复正常。待 3 个月新生儿体内由母亲被动转运的 TRAb 消失，就不再需要治疗。

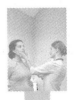

第四部分

甲减和妊娠

 114. 什么是甲减？

甲状腺功能减退症，简称甲减。是由各种原因导致的低甲状腺激素血症或甲状腺激素抵抗而引起的全身低代谢综合征。其病理特征是黏多糖在组织和皮肤的堆积，表现为黏液性水肿。

产生甲减的病因分为：

（1）原发性甲减：①慢性淋巴细胞性甲状腺炎（也称桥本甲状腺炎）；②医源性甲减：甲状腺手术后甲减、甲亢放射碘治疗后甲减、药物致甲减；③碘缺乏致甲减；④甲状腺过氧化物酶障碍致甲减；⑤先天性甲状腺缺如或发育不全。

（2）继发性甲减：垂体促甲状腺激素（TSH）缺乏或下丘脑促甲状腺激素刺激激素（TRH）缺乏致甲减。

（3）甲状腺炎致甲减：亚急性甲状腺炎、产后甲状腺炎、无痛性甲状腺炎等甲状腺炎的甲减期。

（4）甲状腺激素抵抗性甲减。

 115. 为什么女性容易患甲减？

临床发现甲减患者中女性与男性之比为（4~8）：1。

女性由于患自身免疫病的概率要明显大于男性，而甲减主要的病因慢性淋巴细胞性甲状腺炎就是自身免疫性疾病，故女性患甲减的概率明显大于男性。

116. 甲减的临床表现有哪些？

甲减的症状主要以代谢率减低和交感神经兴奋性下降为主。病情隐匿。典型表现为畏寒、乏力、嗜睡、记忆力减退、少汗、体重增加、便秘，女性还表现月经紊乱或者月经过多、不孕；体征则最先出现颈粗、甲状腺肿大，还有皮肤干燥、头发枯萎和脱发，面部眼睑水肿等。

（1）心血管系统：心率下降，甚至心动过缓；心排出量减少，收缩压下降，舒张压升高，脉压减小；由于长期甲减患者毛细血管通透性增加，淋巴回流受阻和黏多糖堆积等因素引起心包积液和心脏扩大，但很少引起心脏压塞症状；有些甲减患者可以表现为肌酶升高，可能被误认为心肌梗死。

（2）胃肠道：由于代谢低减，能量消耗减少，出现食欲下降；胃肠道蠕动减低，导致便秘、腹痛和腹胀，有时症状类似肠道梗阻，导致不必要的手术。

（3）神经肌肉系统：神经病变可引起感觉异常、肢端麻木和刺痛感。行为变化包括言语缓慢、近事记忆减退、抑郁、激动、幻觉和妄想等。可能发生神经性耳聋。婴儿甲状腺激素缺乏可致生长发育缓慢，所造成的神经系统发育迟滞是不可逆的。神经系统检查发现共济失调、意向性震颤、腕管综合征、肢端感觉异常等。

（4）肌肉症状：包括肌痛、僵硬、活动缓慢、易疲劳、肌萎缩、肌无力、肌肉僵硬和肌痉挛等，关节疼痛和四肢僵硬可能会误诊为风湿关节炎或风湿多肌炎。假性肌强直表现为腱反射减慢。

（5）生殖系统：甲减发生在生育年龄的妇女，表现为月经周期和量的变化，月经稀发是最常见的，闭经、月经频发和月经过多也有报道；还可以表现为痛经，补充甲状腺激素可以缓解；严重甲减可以表现为性欲减低和排卵障碍；甲减孕妇可以出现胚胎停止发育或自然流产；女性患者可以出现泌乳，尤其是有过哺乳史的育龄妇女；男性甲减可以表现性欲减低和阳痿。

女性甲减患者血雌二醇减少，雌三醇增多，引起月经量增多。由于下丘脑分泌 TRH 升高，TRH 除了刺激垂体分泌 TSH 外，还刺激垂体分泌催乳素（PRL），引起高催乳素血症，表现为泌乳和月经减少甚至闭经，对生育期女性造成流产和不育。

（6）浆膜腔积液：甲减患者组织间液有大量亲水性的间质——糖胺聚糖，除了表现为心包积液外，还可表现胸腔积液、腹腔积液。

（7）其他：甲减患者由于发病缓慢，临床症状无特异性，常常不被发现，长期 TRH 升高，刺激垂体增大，甲减患者水、钠潴留，表现手足增大，唇厚舌大，有时被误诊为垂体瘤，甚至进行不必要的垂体瘤手术，不仅不能缓解病情，还能造成垂体功能低减，给患者带来难以挽回的损伤。

117. 什么情况下要怀疑甲减？

虽然甲减患者的症状不特异，但是当出现异常的颈部增粗，不明原因的心包积液、胸腔积液或腹腔积液，异常的肌酶升高，育龄妇女不明原因的不孕或反复多次自然流产，生长发育迟于同龄儿童，严重便秘、记忆力减退和老年人反应迟钝等症状时应注意是否为早减。

118. 甲减如何诊断？

甲减是甲状腺合成或释放甲状腺激素减少所致，故血中甲状腺激素低下。另外，垂体 TSH 和甲状腺分泌的甲状腺激素之间存在负反馈关系，故可以依靠测定血清甲状腺激素、血 TSH 以及临床症状、体征来诊断甲状腺功能减退症。

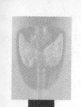

血清甲状腺激素减少、垂体 TSH 增多，考虑原发性甲减。

血清甲状腺激素减少、垂体 TSH 减低或正常，考虑中枢性甲减。

119. 为什么诊断甲减依靠 FT_4 而不是 TT_4 或 FT_3 ？

（1）甲状腺腺体合成并分泌 T_3 和 T_4，血清中的部分 T_4 在外周转换为 T_3，故血清中所有的 T_4 都是从甲状腺分泌的，而血清中 T_3 只有一小部分（10%～20%）是从甲状腺直接分泌的，绝大多数（80%～90%）是 T_4 在外周转化而来的。严格来说，只有血清 T_4 才能真正表现甲状腺功能。

TSH 可以促使血清 T_4 在外周向 T_3 转换，一些早期甲减患者，由于 TSH 升高，促使血清中 T_4 向 T_3 转化增多，实验室检查表现为 T_4 低下，T_3 可以低下、正常甚至升高，故认为 T_3 对诊断甲减没有意义，T_4 才有意义。

（2）因为甲状腺激素绝大多数与结合蛋白结合，一些影响甲状腺结合蛋白的因素也会导致总甲状腺激素异常，但发挥生理作用的是甲状腺激素的游离部分，所以 FT_4 比 TT_4 对诊断甲减更为准确。

120. 如何注意"低 T_3 综合证"？

机体在对环境的不断适应中进化，其中很神奇的一方面就是当冬天来临食物匮缺或人类发生疾病不能得到足够的能量来维持机体新陈代谢时，机体会自动降低 TSH 分泌，减少血清中 T_3、T_4 水平，尤其是减少 T_3 水平，使机体的新陈代谢维持在一个低水平，能够用最少的能量维持生命活动，保存仅有一些能量度过恶劣的环境或疾病。

临床上一些非甲状腺疾病患者，如严重创伤、恶性肿瘤、心肌梗死或严重的心理疾病患者的血清 T_3 低于正常值，但是 TSH 不升高，而"反 T_3"（rT_3）升高，将其称为"非甲状腺疾病甲状腺功能异常"或"低 T_3 综合征"。这可能是由于机体在恶劣的条件下 TSH 分泌减少使外周 T_4 向 T_3 转化减少而向 rT_3 转化增加。在临床，需特别注意 T_3 低下但 TSH 不高的患者，应与继发性甲减（中枢性 TSH 缺乏）相鉴别。因为中枢性甲减需要进行甲状腺激素替代治疗，而多数学者不主张对"低 T_3 综合征"进行甲状腺激素替代治疗。因为"低 T_3"是患者对恶劣环境的一种适应性变化，有利于机体度过恶劣环境，如果人为补充甲状腺激素、提高机体的代谢率，可能会破坏患者自身的适应性变化，对机体不利。

121. 甲减可以治愈吗？

甲减多数是慢性甲状腺炎破坏甲状腺滤泡所致，或是甲亢经过放射碘治疗或甲状腺手术切除过多、或先天性甲状腺发育不全所致，这种甲减患者的甲状腺本身无法通过代偿来修复这种破坏性损害，是不能治愈的，需要终身替代治疗，所以绝大多数甲减患者需要终身口服甲状腺素制剂维持正常甲状腺功能。

治疗甲亢时抗甲状腺药物剂量过大或减药不及所致药物性甲减，甲状腺功能通过减药或停止服药可以恢复正常。

甲亢手术或放射碘治疗后出现的一过性甲减，如果损害不严重，甲状腺可以通过升高 TSH，刺激甲状腺滤泡增生，甲状腺功能代偿性的恢复正常。但这种代偿常常发生在治疗后半年内，如果半年后甲状腺功能仍然不能恢复正常，则甲减可能需要终身药物治疗。

另外一些疾病，如亚急性甲状腺炎、无痛性甲状腺炎、产后甲状腺炎和桥本甲亢，在病程中会出现一过性甲亢，随着病情缓解，又出现一过性甲减，最终随着甲状腺激素重新合成释放，甲状腺功能又逐渐恢复正常，此类暂时性甲减不需终身治疗，可随诊到甲状腺功能恢复正常为止。

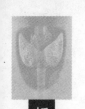

122. 甲减的治疗是怎样的？

甲减的治疗很简单，即甲状腺激素的替代治疗。目标是使血清TSH 和甲状腺激素水平恢复到正常范围内。通常需要终身服药。

123. 甲状腺激素制剂有哪几种？

（1）干燥甲状腺片：用动物（主要是猪或牛）的甲状腺焙干，碾磨成粉压成制片。由于其甲状腺激素含量不稳定，且 T_3 含量过高，已停止使用。

（2）L 型甲状腺素钠片（$L-T_4$，L-thyroxine）：$L-T_4$ 是人工合成，生物效价稳定，有口服片剂和静脉注射两种，片剂剂量有 5 种，分别为每片 $20\mu g$、$50\mu g$、$75\mu g$、$100\mu g$ 和 $125\mu g$。目前国内已能生产，药效和国外制剂相同。

（3）三碘甲腺原氨酸（T_3，Liothyronine）：T_3 是人工合成，生物效价稳定，只有口服制剂。由于 T_3 对心血管的作用太强，临床上只用于 T_3 抑制试验，很少用于治疗，目前国内还不能生产。

三种制剂间抑制 TSH 的等效价为：$100\mu g$ $L-T_4$ 相当于 $40\sim60mg$ 干燥甲状腺片或 $30\sim40\mu g$ T_3。

124. 主流选择是怎样的？

左甲状腺素钠（$L-T_4$）是目前治疗甲减的主流选择。

剂量选择：治疗剂量取决于患者的病情、年龄、体重和个体差异。起始使用合适剂量，后逐渐加量直至完全替代剂量。成年患者 $L-T_4$ 替代剂量 $50\sim200\mu g/d$，即 $1.6\sim1.8\mu g/$（$kg\cdot d$）；儿童患者为

2.0~4.0 μg/（kg·d）；老年患者约 1.0μg/（kg·d）；妊娠时的替代剂量需要增加 30%~50%；甲状腺癌术后患者需要大剂量抑制性治疗，约 2.2μg/（kg·d），抑制 TSH 防止肿瘤复发。

服药方案： 起始剂量和达到完全替代剂量所需要的时间要根据年龄、体重和心脏状态确定。①儿童和青少年甲减患者，治疗可以快些，起始剂量儿童 25μg/d，青少年 50μg/d。每隔 4~8 周增加剂量 25μg/d，直至 TSH 维持在正常值范围；②对准备妊娠的甲减或亚临床甲减的育龄妇女，L-T₄治疗使 TSH<2.5 后再准备妊娠。为使 TSH 尽快恢复正常，起始剂量需要补充 50~75μg/d；③40 岁以下的甲减患者，起始剂量为 50~75μg/d；④40 岁以上的甲减患者，起始剂量 25~50μg/d，每 3~4 周增加 25μg/d；⑤>50 岁患者服用 L-T₄前要常规检查心脏状态。一般从 25~50μg/d 开始，每 2~4 周增加 25μg，直到达到治疗目标；⑥冠心病患者，起始剂量更小，12.5~25 μg/d，每 4~6 周增加剂量 12.5~25μg/d，3~4 个月就可使 TSH 维持在正常范围。

疗效监测： 补充甲状腺激素后，重建下丘脑–垂体–甲状腺轴的平衡需要 4~6 周的时间，所以治疗初期，每间隔 4~6 周测定激素指标。然后根据检查结果调整 L-T₄剂量，直到达到治疗目标。治疗达标后，需要每 6~12 个月复查 1 次激素指标并根据情况调整 L-T₄剂量。原发性甲减患者要求 T₃、T₄、TSH 维持在正常水平；对中枢性甲减治疗目标是使 T₄、T₃维持在正常值的上 2/3。

注意避免剂量过多引起 TSH 低下，尤其对老年患者，剂量过多会增加房颤和脊柱、髋骨骨折的危险，Framingham 研究显示，60 岁以上患者 TSH<0.1 伴随房颤危险增加。

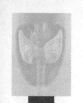

125. 冬天和夏天的甲状腺激素剂量是否需要调整？

有很多患者询问冬天和夏天的甲状腺激素剂量是否需要调整，其实当机体处在一个慢性消耗性疾病或营养不良状态时，机体会自动降低甲状腺激素的水平，减低新陈代谢，保存机体能量，渡过困难。当食物充足身体健康时，机体会提高代谢。但机体对甲状腺激素的需要受诸多因素影响，不是单纯受气候的影响，所以理想的方法是测定甲状腺激素水平，根据甲状腺激素和TSH的水平来调整机体对甲状腺激素的需要。

126. 优甲乐和雷替斯是完全等同的吗？

优甲乐是德国默克公司生产的左甲状腺素钠，雷替斯是德国柏林化学公司生产的左甲状腺素钠，两个药物都是左甲状腺素钠（L-T$_4$），化学结构完全相同，生理作用也完全相同，只是生产厂家不同，商品名不同。虽然它们有相同的生理作用，相同的剂量，但是药物中除了药物的有效成分外，常常还含有助溶剂和赋形剂，可能在溶解和吸收方面略有微小差别，从理论上两个药物完全可以等换，但是可能会出现相同剂量表现不同的生理作用。所以甲减患者长期服L-T$_4$时，最好坚持服用同一个药厂生产的药品，不要换来换去。

目前中国市场上的L-T$_4$有3种剂量，即每片25μg、50μg和100μg，患者需要记住所服药物的剂量，因为三种剂量药物的颜色、大小、形状都相同。我们曾经遇到这样的患者，原来一直吃1片/天，剂量为50微克/片，但其没有注意剂量，另外一家医院取药，剂量为100微克/片，因药物大小、颜色、形状完全相同，患者仍然按每天一片服用，结果出现明显的不良反应——心悸、气短，全身发颤，急症到医院抢救，最后发现是服错了药物剂量，所以千万要注意剂量，不能只记片数。

 127. 甲状腺激素服用的注意事项？

因 T_4 在血液中99.9%都与结合蛋白结合，生物半衰期为7天，在血液中的浓度十分稳定，每天1次口服，血液中 T_4 浓度没有昼夜变化，且简单方便，故 L-T_4 服药为1次/天。对一些老年患者或有心脏疾病的患者，或服药后心悸的患者，建议开始时剂量宜小，2~3次/天，逐渐缓慢加量，待 TSH 正常、L-T_4 剂量稳定后可逐渐改成1次/天。

甲状腺激素在胃肠道是完全吸收的，服药最好在空腹状态或进食前30分钟。荷兰两项研究发现，睡前服用甲状腺激素可以大大提高血液中药物浓度，使药物在肠道接触时间更长，吸收效果更好。故建议每天睡前服药1次。如果第二天清晨需测定甲状腺功能，也不会对其产生影响。

L-T_4 与一些药物的服用间隔应当在4个小时以上，因为有些药物和食物会影响 T_4 的吸收和代谢，如氢氧化铝、硫糖铝、碳酸钙、消胆胺、硫酸亚铁、降脂树脂-消胆胺、抗肿瘤药甲磺酸伊马替尼、雷诺昔芬、PPI、食物纤维、豆制品等均可影响 L-T_4 的吸收；苯巴比妥、苯妥英钠、卡马西平、利福平、异烟肼、洛伐他汀、胺碘酮、舍曲林、氯喹等药物可以加速 L-T_4 的清除。甲减患者同时服用这些药物时，需要增加 L-T_4 用量。

128. 甲减患者经治疗甲状腺功能正常后可以停药吗？

临床不少甲减患者经过甲状腺激素替代治疗后，甲状腺功能恢复正常，临床症状消失，他们认为疾病治好了，擅自停药也不做甲状腺功能检查，结果甲减再次发生，延误了治疗。那么甲减患者是否可以停药呢？

同前所述，部分甲减患者需要终身治疗。他们的甲状腺已不能产生足够的甲状腺激素供机体所需，必须依靠外界补充甲状腺激素。服药后血液中甲状腺激素水平正常，一旦停药，血液中甲状腺激素又减低了，故不能停药。

但是临床上也有一部分甲减患者甲减是暂时发生的，同前所述，一旦调整抗甲状腺药物剂量，或补充了碘剂，或经过了甲状腺炎的甲减期，甲状腺功能又恢复正常，可以不需要终身服药。但需注意在停药2个月后一定要测定甲状腺功能，千万不要停药后不做检查。

129. 甲减终身用药是符合"凡药三分毒"吗？

当告诫甲减患者需要终身服用甲状腺制剂时，患者常常表现担忧甚至有抵触情绪，其担心"凡药三分毒"，当甲状腺功能正常后就自行停止服药，结果导致甲减再次发生。

实际上，药物分为两大类，一类药物的成分和机体内的成分完全相同，如盐水、葡萄糖、维生素、铁剂、钙剂、甲状腺激素等，严格来说不是药物，而是一种营养素；另一种药物是机体内自身没有，如退热镇痛药、化疗药、抗菌药等。前一种药物对身体没有伤害，可以"缺什么补什么"；后一种药物对机体可能有害。

虽然第一种药物对身体无害，但是服用过量也会对身体有伤害，如补充水分过多，会引起水中毒，同样甲状腺激素服用过量，也会引起甲状腺素毒症，即甲亢。但是甲状腺激素天天服用是否会吃多了？其实不然。人每天吃3顿饭，吃进的饭会经过新陈代谢，为机体所用后排出体外，药物也一样。药物一天服药几次是根据药物在身体内的

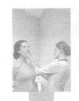

半衰期决定的，药物生物半衰期短，服药间隔时间要短，药物生物半衰期长，则服药间隔时间要长。所谓药物服多了，是指一次服用超剂量药物，机体不能有效代谢，可能引起身体中毒或伤害。只要在医生指导下服用合适剂量的甲状腺激素，是没有任何不良反应的，育龄期妇女服药可以妊娠，可以哺乳，不影响生长发育，对生活、工作和寿命没有任何不良影响。

 ## *130.* 甲减治疗后什么情况下才能试孕？

临床甲减妇女计划妊娠需通过左旋甲状腺素替代治疗将甲状腺激素水平恢复至正常。具体治疗的目标是：血清 TSH 0.1～2.5 mU/L，更理想的目标是达到 TSH 0.1～1.5 mU/L。虽然这两个控制水平的妊娠结局没有差别，但是后者妊娠早期发生轻度甲减的风险会进一步降低。

 ## *131.* 什么是亚临床甲减？

介于甲状腺功能正常和临床甲减之间的一种亚临床甲状腺疾病状态，称亚临床甲减。其定义为外周血甲状腺激素水平在正常范围但 TSH 水平轻度升高。

因为亚临床甲状腺疾病患者的血甲状腺激素正常，临床上没有症状，而 TSH 升高可表现为甲状腺肿大，所以亚临床甲减是一个实验室诊断，不是临床诊断，血清 TSH 是诊断亚临床甲减最敏感指标。

亚临床甲减和临床甲减一样，可以发生于任何年龄，年龄越大发病率越高；女性发病率明显高于男性。每年有 2%～5% 的亚临床甲减患者发展为临床甲减，甲状腺抗体阳性的患者发展为临床甲减的风险大。

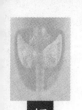
 132. 亚临床甲减有什么表现？

虽然亚临床甲减患者 TSH 升高，但是在升高的 TSH 作用下，甲状腺功能得到代偿，维持在正常水平，所以临床上一般没有症状。

部分中老年患者会主诉颈部不适、异物感，乏力，怕冷，水肿，便秘，食欲差，体重增加等，不能肯定这些症状是否和亚临床甲减有关，或者说，不能肯定经过治疗这些症状是否能够缓解或消失。亚临床甲减的 TSH 升高，有刺激甲状腺滤泡增生腺体增大的作用，所以患者可以表现甲状腺肿大，服用 L-T$_4$ 可以抑制升高的 TSH，减轻甲状腺肿大的程度。

 133. 亚临床甲减如何诊断？

亚临床甲减的定义是血清 TSH 浓度高于正常值上限，而血清 FT$_4$ 在正常范围内。目前采用的 TSH 正常值范围为 $0.45 \sim 4.5 mU/L$。对一次测定 FT$_4$ 正常但是 TSH 高于正常范围的患者，应该在 3 个月内连续 2 次测定 TSH，如果连续 2 次 TSH 大于正常值，可以诊断亚临床甲减。

134. 亚临床甲减如何处理？

亚临床甲减的治疗方法和临床甲减相同，用左甲状腺素钠（L-T$_4$）替代治疗。老年患者从小剂量开始，逐渐增加剂量，每 $4 \sim 6$ 周测定甲状腺激素，直至 TSH 维持在正常范围。TSH 维持在正常值范围后，检测甲状腺激素间隔为每年 1 次。需要注意的是，判断替代剂量的标准以 TSH 正常为金标准，不能以患者症状的变化来判断剂量是否合适。

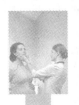

 135. 甲减对孕妇和胎儿有什么影响？

妊娠甲减对母亲和胎儿的不利影响：

母亲	胎儿
高血压/先兆子痫	早产
胎盘早剥	低体重出生儿
增加流产	增加围生期并发症
增加剖宫产率	增加胎儿和围生期死亡率
产后出血	神经精神和认知障碍

　　甲减患者生育能力减低，不容易妊娠，妊娠后也容易流产。妊娠甲减与妊娠高血压、胎盘剥离、自发性流产、胎儿窘迫、早产以及低出生体重儿的发生有关。一项 40 年的回顾性调查显示，正常对照组和甲减组的妊娠并发症有显著差别：发生妊娠高血压分别为 3.8% 和 11.6%、自然流产分别为 3.3% 和 8.0%、早产分别为 3.4% 和 9.3%、围生期胎儿死亡率分别为 0.9% 和 8.1%、低出生体重儿分别为 6.8% 和 22%。

　　妊娠期甲减会造成胎儿流产、死胎、新生儿甲减、甲状腺肿、神经精神发育障碍和认知障碍。由于胎儿期神经系统分化和发育离不开甲状腺激素，母亲甲减会影响胎儿的神经系统分化和发育，对其智商有显著影响。孕妇甲减合并碘缺乏会造成胎儿发育期大脑皮质主管语言、听觉、运动和智力的部分不能得到完全分化和发育，出生后婴儿生长缓慢、反应迟钝、面容愚笨，有的甚至聋哑或精神失常，称呆小症。

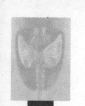

136. 亚临床甲减对孕妇和胎儿有什么影响？

北京协和医院对 2000 名孕妇的队列研究显示，亚临床甲减组 TPO 抗体阳性者，子痫前期发生率明显增加，早产及胎膜早破有增加趋势；Allan 等人对 9404 例单胎孕妇的队列研究显示，当 TSH>6mU/L 时，胎儿死亡率明显高于 TSH<6mU/L 的孕妇（3.8% *vs* 0.9%）；Casey 等人对 17298 名孕妇的研究表明，与正常组相比，亚临床甲减未治疗者胎盘早剥发生率（1% *vs* 0.3%）、34 周前早产率（4.3% *vs* 2.5%）均升高。

妊娠早期和妊娠中期是神经系统发育关键时期，尤其是在妊娠早期，胎儿的甲状腺激素几乎全部来自母亲，妊娠 12 周后，胎儿逐渐自己合成甲状腺激素，对母亲甲状腺激素的依赖逐渐减少，但直到分娩胎儿仍然需要母亲的甲状腺激素。妊娠早期母亲甲减会导致胎儿精神神经不可逆损害。美国学者 Haddow 等发现，妊娠 17 周亚临床甲减的母亲，未给予左甲状腺素治疗组的后代 7~9 岁时的智商（IQ）较正常对照组降低 7 个百分点，给予 L-T$_4$ 治疗组的后代智商与正常对照组没有区别。研究显示，妊娠期患亚临床甲减母亲的子女智商较低，而且妊娠并发症增多。

137. 妊娠合并亚临床甲减的诊断标准是怎样的？

TSH 值是诊断亚临床甲减的关键，所以妊娠期间 TSH 正常值就成了诊断的焦点。

流行病研究发现，TSH 正常值为 0.4~4mU/L，其不是正态分布，而是偏态分布，多数在 2.5mU/L 以下，少数在 2.5mU/L 以上；因妊娠期间胎盘分泌大量绒毛膜促性腺激素（hCG），而高浓度的 hCG 有

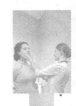

类 TSH 作用，妊娠早期分泌大量 hCG 有刺激甲状腺分泌甲状腺激素的作用，抑制了 TSH 的分泌，hCG 水平和 TSH 水平呈负相关，故妊娠期间的 TSH 正常值应比非妊娠时低，美国甲状腺协会建议，妊娠早期 TSH 正常值在 0.1～2.5mU/L，妊娠中期和晚期应该在 0.2～3.0mU/L。超过 2.5～3.0mU/L 可以诊断妊娠亚临床甲减。

妊娠期间胎盘分泌大量雌激素，刺激肝脏的甲状腺结合球蛋白（TBG）糖基化增加，使 TBG 的半寿期延长，血液中 TBG 浓度增加，TT_4 增加，但是 FT_4 正常，所以检测孕妇的甲状腺功能，需要测定 FT_4，而不是 TT_4。

138. 孕妇甲减或亚临床甲减的治疗和监测如何？

胎儿发育依赖母亲充足的 T_4 水平，而不是 T_3 水平，因此，左甲状腺素钠（L-T_4）是妊娠妇女或准备妊娠的甲减或亚临床甲减女性替代治疗首选药物。妊娠妇女一旦确诊甲减或亚临床甲减，应及时足量补充外源性 L-T_4，纠正母体的甲状腺激素水平，保证母体对胎儿甲状腺激素的供给。

妊娠前已经确诊的甲减或亚临床甲减患者需要调整 L-T_4 剂量，准备妊娠前，TSH 应控制在 2.5mU/L 以下。若甲减患者发现妊娠，应立即评估甲状腺功能并开始治疗。既往无甲减病史，而在妊娠期间诊断甲减或亚临床甲减的孕妇，应立即使用 L-T_4 治疗，使 TSH 尽快达到目标值。调整 L-T_4 剂量时建议每 4～6 周测定 1 次 TSH、FT_4。如果 TSH、FT_4 在妊娠的正常值内，可以延长到每 6～8 周复查 1 次。只要病情不严重，及时补充足量甲状腺激素，对胎儿和孕妇都不会造成显著影响。

Alexander 和同事发现，在妊娠第 8 周，需要增加甲状腺素剂量，平均增加 47%。妊娠 4～6 周时，甲状腺素剂量增加 30%～50%。甲功

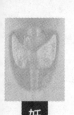
正常但 TPOAb 阳性的女性是甲减的危险人群，需要定期检测 TSH。

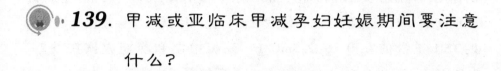

139. 甲减或亚临床甲减孕妇妊娠期间要注意什么？

甲减或亚临床甲减孕妇只要在孕期补充足够的甲状腺激素，使得体内甲状腺激素水平足够维持母体及胎儿的新陈代谢、满足胎儿需要并在分娩时能够提供足够的能量供给。而作为产科医生，我们更加关注的是甲减孕妇的妊娠合并症和并发症对母亲和胎儿造成的影响，如合并胎膜早破、妊娠期高血压疾病、胎盘早剥、流产、早产、胎儿宫内窘迫、宫内生长发育迟缓等。实际上，甲减并不是剖宫产的指征，大多数甲减产妇都能经阴道分娩。

140. 什么是胎膜早破？

胎膜在临产前破裂，称胎膜早破（premature rupture of membrane，PROM）。其发生率占分娩总数的 2.7%～17%。可发生于妊娠期及分娩期。胎膜破裂后，孕妇可突然感到有较多液体自阴道流出，液量时多时少，破口大且位置低则阴道流液多，腹压增加时（咳嗽、负重等）羊水即流出。若破口较小或高位破膜，则临床表现不典型，可能表现为仅有少量、间断阴道流液，会误以为阴道分泌物增多。

胎膜早破（即妊娠未满 37 周发生胎膜早破）不可避免导致早产；也会增加宫内感染及产褥感染机会，胎膜早破距分娩的时间愈长，宫内感染机会愈高；宫内羊水流出后，羊水量明显减少，无法起到缓冲作用，使胎儿局部肢体受压，导致异常；如羊水流尽，可使宫颈口扩张缓慢、产程延长；羊水流出时，脐带脱垂发生机会增加；若胎儿吸入感染的羊水可发生肺炎。

141. 胎膜早破后要观察什么?

要注意观察流出羊水的性状,应与漏出的尿液相鉴别,尿液为黄色、有氨味,而羊水清亮,或像牛奶一样、有咸味。如果羊水为绿色,有粪便的气味,说明胎儿可能有缺氧、窒息的危险,需要紧急处理。还有一种更罕见的情况,就是脐带随着羊水掉出来,称"脐带脱垂",情况十分危险,会危及胎儿的生命安全。

142. 如何诊断胎膜早破?

(1)阴道液酸碱度检查:阴道液 pH 为 4.5～5.5,羊水 pH 为 7.0～7.5,尿液 pH 为 5.5～6.5。用石蕊试纸或硝嗪试纸测定,如果 pH≥7,胎膜早破的可能性大。

(2)阴道液涂片检查:阴道液干燥片检查见羊齿样结晶为羊水,用亚甲蓝染色见淡蓝色或不着色胎儿上皮及毳毛,用苏丹 Ⅲ 染色可见橘黄色脂肪小粒,可确定为羊水,其结果比试纸测定 pH 可靠。

(3)羊膜镜检查:羊膜镜下看不到前羊水囊,而可以直视胎先露部,即可诊断胎膜早破。

(4)腹部彩超检查:羊水平面明显减少,结合典型临床表现亦可诊断。

(5)胰岛素样生长因子结合蛋白检测(爱母捷)试纸可以及时准确诊断胎膜早破。

143. 胎膜早破如何处理?

如果孕妇自觉阴道有较多液体流出,既不要慌张,也不能轻视,应迅速就医。最新的美国妇产科医师协会关于胎膜早破的指南建议:

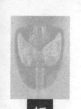

（1）足月产妇发生胎膜早破：开始分娩；开始 B 族链球菌（GBS）感染的预防性治疗。

（2）晚期早产 [（34~36）+6 周]：同足月后情况。

（3）早产 [（24~33）+6 周]：期待治疗，尽量延长孕周。如果无禁忌证，推荐应用抗生素以延长孕周。单疗程使用糖皮质激素以促胎肺成熟。GBS 的预防性治疗。

（4）不足 24 周：提供咨询，评估新生儿有无存活可能。有存活可能行期待治疗；无存活可能行引产。除非新生儿可以存活，否则不推荐应用抗生素、GBS 的预防性治疗、糖皮质激素或缓解宫缩药物，也不推荐应用硫酸镁用于神经保护。我国采用的早产标准为 28 周~36^{+6}周。

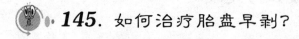 144. 什么是胎盘早剥？

妊娠 20 周后正常位置的胎盘在胎儿娩出之前剥离为胎盘早剥，又根据阴道出血（外出血）、子宫内出血（内出血）分为：①显性剥离：外出血；②隐性剥离：内出血；③混合性剥离：内出血+外出血；④子宫胎盘卒中：血液浸入子宫肌层。

胎盘早剥是妊娠期严重的并发症，可以导致凝血功能异常（DIC）、出血性休克、羊水栓塞、急性肾衰、胎死宫内。

胎盘早剥的患者通常有妊娠期高血压病史、腹部外伤病史，症状可以有多量阴道流血、无或轻度腹痛；也可以表现为持续性腹痛、休克，与阴道流血量不符。临床查体、实验室检查以及超声也会有相应的发现。

145. 如何治疗胎盘早剥？

一旦诊断胎盘早剥，应积极纠正休克，及时终止妊娠，预防凝血功能异常和急性肾衰。

 ## *146.* 什么是胎儿宫内窘迫？

胎儿宫内窘迫指胎儿在子宫内急性或慢性缺氧危及健康和生命。分为急性胎儿宫口窘迫和慢性胎儿宫口窘迫。临床表现为胎心率异常、羊水粪染、胎动减少或消失。

急性胎儿宫内窘迫多在分娩期发生，表现为胎心 > 160 次／分或 < 120 次／分、胎心电子监护可出现晚期减速、变异减速；可能发生羊水粪染，即胎儿粪便排入羊水中，按严重程度分为Ⅰ度、Ⅱ度、Ⅲ度；胎动初期频繁，继而减少或消失；胎儿可能因缺氧发生酸中毒。

慢性胎儿宫内窘迫多在妊娠晚期发生，表现为胎动减少或消失；胎心电子监护出现无反应型、晚期减速、变异减速；胎儿生物物理评分低下；宫高、腹围小；胎盘功能低下；羊水粪染。

 ## *147.* 为什么会有胎动？

一些孕妇可能在妊娠 13 ～ 16 周就感觉到胎动，初次妊娠的孕妇可能没有意识到这就是胎动，有的会误以为肠道里的气体，有些孕妇直到妊娠 18 ～ 20 周才体会到胎动。每位孕妇最初感觉到胎动的时间各异。

因为胎儿在发育过程中，会伸展、屈曲四肢。随着孕周的进展，胎动会越来越明显，可以感到胎儿在踢打、滚动，其对噪音或者随孕妇的情绪变化而产生胎动，如果孕妇姿势不舒服，胎儿也会有胎动，慢慢地孕妇可体会到胎儿的睡眠／觉醒周期，掌握其规律。

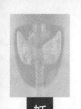

148. 如何进行胎动计数？

孕妇数胎动的时候，应该采用左侧卧位，选择一个安静的环境，可以每天三次饭后计数一个小时，每小时至少有三至五次。为了避免误差，可以每感到胎动一次就取一枚硬币或纽扣来计数。

如果胎动明显减少或者过度频繁，都不可掉以轻心，要及时就诊。

149. 胎动应该多少次才是正常的？

孕妇应该每天数胎动，每天 3 次，每次数 1 个小时，每天胎动应 3~5 次，到妊娠晚期胎儿渐渐长大，子宫的空间相对狭小，孕妇会感觉到胎动的强度减弱。数胎动的时间最好选择在饭后，左侧卧位，要精神集中、也可以适当休息。如果胎动次数明显减少，需要及时去医院就诊。

150. 胎儿宫内窘迫如何处理？

处理急性胎儿窘迫需寻找原因并治疗相应的病因，吸氧，并尽快终止妊娠。

处理慢性胎儿窘迫包括卧床休息、吸氧，必要时终止妊娠，也可以采用期待疗法。

151. 甲减产妇能否母乳喂养？

甲减产妇母乳喂养十分安全。甲减患者补充的是甲状腺激素，是机体中的营养物质，机体分泌不足时进行替代补充治疗，对机体没有

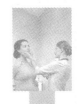

任何不利之处，只要补充剂量合适，就和补充钙剂、葡萄糖、维生素一样安全可靠。

实际上，新生儿和婴儿主要依靠母乳中的碘自己合成甲状腺激素，因为单靠乳汁中得到的甲状腺激素对婴儿远远不够。为保障母亲和婴儿的碘营养，世界卫生组织/联合国国际儿童紧急救援基金会/国际控制碘缺乏病理事会（WHO/UNICEF/ICCIDD）推荐哺乳母亲的摄碘量比非哺乳妇女增加 $50\mu g/d$，即 $250\mu g/d$。但是也有专家持不同意见，认为乳腺有浓聚碘的作用，没有必要增加碘摄入量，目前还没有关于哺乳母亲碘摄入量的循证医学证据。

152. 亚临床甲减孕妇分娩后需要继续服用甲状腺激素吗？

亚临床甲减孕妇分娩后，生理逐渐恢复到妊娠前水平，此时可以将甲状腺激素剂量减少到妊娠前服用的剂量，减量 4～6 周后复查甲状腺功能。产妇在产后，抑制的免疫功能逐渐恢复正常，在恢复过程中很容易发生免疫功能紊乱，即使妊娠前和妊娠中甲状腺功能正常，产后也容易发生产后甲状腺炎或慢性淋巴细胞性甲状腺炎，产后 3～6 个月是免疫功能紊乱的高发期，此时应该检查甲状腺功能，如果甲状腺功能异常，需要调整治疗，如果甲状腺功能正常，产后 1 年再次复查甲状腺功能。

153. 为什么对所有的新生儿都需要进行甲状腺功能筛查？

新生儿甲减对婴儿的损害极大，临床上又很难及时发现，新生儿甲减的及时诊断和及早治疗对预后有十分重要的意义，治疗越早对婴幼儿健康的损害越小，新生儿甲减在出生后 3 个月内治疗，其74%智商能达 90 分以上，出生 4~6 个月治疗，只有 33% 患者智商可达 90 分以上。

根据流行病学研究发现，新生儿甲减的患病率为 1/5000 ~ 1/3000，而新生儿甲减不容易被及时发现，延误诊断和治疗能造成不可逆转的损伤。

甲减的检查很方便，诊断也较准确，治疗费用也较低，新生儿的甲减筛选试验敏感、特异，采血方便，甲减是筛选新生儿先天性疾病的首选项目。

 154. 甲减会遗传吗？

在门诊经常遇到患甲减的育龄期女性患者询问，"医生，我准备怀孕，但是我的孩子也会遗传我的疾病吗?"

大量的研究证明，甲减的孕妇分娩的新生儿甲减概率极低，或者可以说，新生儿甲减和母亲甲减没有关系，除非母亲碘摄入不足或服用过量的抗甲状腺药物（他巴唑和丙基硫氧嘧啶）。

原发甲减多数病因是慢性淋巴细胞性甲状腺炎（或称桥本甲状腺炎），桥本甲状腺炎属于器官特异性自身免疫病，很多自身免疫病有遗传倾向，甲减是多基因遗传，与环境因素也有关，但不是一定会遗传给后代。对甲减育龄女性的建议是可以放心妊娠哺乳，不要过多的担心。

 155. 新生儿甲减筛查的方法是什么？

目前认为，测定足跟血 TSH（试纸法）是比较可靠的筛查方法。新生儿出生后 72 小时，7 天之内，并充分哺乳，取足跟血，滴于专用滤纸片上，室温下自然干燥后测定 TSH 浓度作为初筛。该方法只能检出原发性甲减和高 TSH 血症，无法检出中枢性甲减、TSH 延迟升高的患儿等。此外，采血过早，容易受到新生儿 TSH 脉冲分泌的影响，出现假阳性；筛查过晚则要延误治疗的时间影响疗效。有学者认为，先测定 TSH，异常后再测 T_4，会将 TBG 缺乏、继发性甲减和 TSH 反应延迟升高的一些病例漏掉；如果先测 T_4，异常后再测 TSH，会漏掉正常低值 T_4 而 TSH 增高的一些甲减患儿。这两种方法都有缺陷，会漏掉 5%～10% 的轻度甲减患儿。因此，对可疑病例需要进一步测定血清 TSH 和 FT_4；对甲低筛查阴性病例，如临床症状可疑，临床医生仍应建议采静脉血检查甲状腺功能，鉴于新生儿生后甲功的动态变化结合甲减治疗的迫切性，静脉采血查甲功的时间可在生后 1～2 周时进行。

除此以外，危重新生儿或曾接受过输血的患儿可能出现假阴性筛查结果，必要时可再采血复查。低或极超低出生体重儿由于下丘脑-垂体-甲状腺轴反馈建立延迟，可能会出现 TSH 延迟升高，导致筛查结果假阴性。为谨慎起见，可在生后 2～4 周或体重超过 2500g 时重新采血复查。

156. 先天性甲状腺功能低下如何处理？

治疗原则是早期诊断，早期治疗。甲状腺激素治疗启动得越早越好，先天性甲低的患儿如能在生后 2 周内开始治疗，大部分患儿的生长发育可接近正常，而延迟治疗将会影响患儿的神经智力发育。治疗药物选择左甲状腺素钠（L-T_4）。L-T_4 起始剂量 10～15μg/（kg·d）。治疗目标是使血清 FT_4 水平在 2 周内达到正常范围，并且维持在新生儿正常值的上限范围，血清 TSH 值则需要 4 周才能恢复正常。

第五部分

甲状腺疾病
与生殖问题

 157. 什么是不孕症？

有规律性生活的女性（一般指每周有 2 次以上同房），不避孕，一年以上没有成功妊娠者，称为不孕。从未获得妊娠者称为原发性不孕。有过妊娠后发生的不孕称为继发性不孕，包括曾经生育、人工流产、自然流产，之后不能妊娠的所有情况。

规律性生活且不采取避孕措施的夫妇中，50% 的女性在 3 个月内获得妊娠，72% 的女性可在半年内妊娠，85% 者在 1 年内妊娠；一般人群的不育比例在 10%~15%。

158. 不孕的原因有哪些？

不孕的原因非常复杂，并且可能同时存在多种因素，其中女性不孕中输卵管堵塞或通而不畅约占一半，无排卵或者稀发排卵等排卵因素约占 35%，甲状腺功能亢进或低下均可引起排卵障碍。对于月经不规律或伴有不孕危险因素，如子宫内膜异位症、盆腔炎或生殖道畸形的女性，可以做出比较明确的病因诊断。

 159. 正常排卵过程是如何调节的？

正常的排卵过程需要合适的性激素水平。排卵前，卵泡分泌的雌二醇在循环中达到对下丘脑起正反馈调节作用的峰值，促使下丘脑促性腺激素释放激素（GnRH）的大量释放，继而引起垂体释放促性腺激素（黄体生成素 LH 和卵泡刺激素 FSH），出现 LH 和 FSH 峰。LH 峰是即将排卵的可靠指标，出现于卵泡破裂前 36 小时，同时 LH 峰促使卵母细胞的成熟。在 LH 峰作用下排卵前卵泡黄素化，产生孕酮。LH/FSH 排卵峰与孕酮协同作用，促进排卵。

160. 排卵试纸是如何监测排卵的？

LH 峰是即将排卵的可靠指标，市场上出售的排卵试纸就是运用这一原理，因为血中 LH 达到高峰，尿中排泄的 LH 也达到高峰，如果尿 LH 达到高峰，排卵试纸就会显示排卵。

161. 如何通过测基础体温监测排卵？

测量基础体温是一种简便易行的监测方法，只需要一支体温计和坚持的决心就可以了。测量的方法是在保证充足睡眠 6~8 小时的前提下，每天早晨睡醒后，不活动（包括说话、如厕、伸懒腰、饮水等），把体温表放在舌下测量 5 分钟，然后在基础体温表上记录，每日测量时间最好固定。应将有关影响体温的因素在当日记录，例如，性生活、月经、失眠、感冒或药物等。

卵巢排卵后形成黄体，黄体分泌孕酮，孕酮会使基础体温升高 0.2~0.3℃，一直持续到月经前体温又再次回落。测量几个月经周期之后可以请医生帮助判断有无排卵及排卵日期。

162. 甲亢与女性不孕有关吗？

甲亢对人体的生殖功能有一定的影响，尤其对女性生殖功能的影响更大，所以甲亢女性不孕的机会比正常妇女增加。研究发现，与女性生育密切相关的下丘脑－垂体－卵巢轴功能损害的严重程度与甲亢的严重程度成正比。所以，不同程度的甲亢，不孕的发生率也不同，重、中、轻度甲亢患者不孕的发生率为 88.8%、23% 和 6.3%。如果病情发展到甲亢晚期，患者还可能出现无排卵、月经稀发、月经过少和闭经，自然妊娠的机会可能降低到 0.05%~0.2%。

163. 甲亢为何会引起不孕？

早期的研究显示，甲亢患者有 5.8% 的原发性和（或）继发性不育的发生。现阶段关于这一方面的研究尚少，相关的作用机制尚不清楚，但可能相关的因素有月经紊乱、无排卵等。

164. 甲亢会引起月经紊乱吗？

人体正常水平的甲状腺素分泌可以促进卵巢的分化，增强卵巢对下丘脑、垂体分泌的促性腺激素释放激素（GnRH）和促性腺激素释放激素的敏感性和反应性，从而促进卵泡的发育和性激素的正常分泌。但是甲亢妇女，甲状腺激素生成或释放过多，可能影响性激素之间的正常转化，改变其血浆浓度，例如，甲亢妇女的血浆雌激素浓度可以高于正常妇女 2~3 倍，出现子宫内膜增生过长、月经紊乱。甲亢妇女的月经紊乱可以表现为月经过多、月经频发、月经稀发、经期延长、痛经和经前期紧张症等。

165. 甲亢会影响排卵吗？

甲亢患者的 LH 及 FSH 水平相对于正常人显著升高，有月经的轻度甲亢患者，甲亢对性腺轴的影响不大，与正常女性相似；而严重的甲亢患者常表现为闭经，尽管月经中期雌激素可以达到峰值，但没有相伴随的 LH 和 FSH 峰，故不发生排卵，如此，重度甲亢患者且闭经的患者，其孕酮值处于较低水平。通过治疗，甲状腺功能恢复正常、有正常月经后，患者的女性激素水平的异常能够得到恢复。

166. 甲亢会引起男性不育吗？

甲亢可以引起人体内性激素的变化，在男性也不例外，据统计，大约 10% 的甲亢男性患者可能出现勃起功能障碍，从而导致不育。

167. ^{131}I 治疗甲亢影响女性生育能力吗？

甲亢的治疗包括抗甲状腺药物、手术和 ^{131}I 治疗。目前，科学家们进行了 ^{131}I 对生育年龄患者影响的研究。理论上具有放射性的 ^{131}I 可诱导突变，影响性腺，导致子代基因缺陷。^{131}I 治疗甲状腺功能亢进剂量大约为 10mCi（370 MBq）。建议 ^{131}I 治疗甲亢后至少间隔 6 个月再妊娠。

168. 曾经用 ^{131}I 治疗甲亢会影响生育能力吗？

目前资料未证明 ^{131}I 对妊娠结局和子代的影响。研究总结了 3023 名 8~50 岁之间的女性，在接受 ^{131}I 治疗后的第一年有 8%~27% 发生暂时性的闭经。与未接受放射性碘的女性相比，接受放射性碘治疗的女性绝经年龄轻度提前。治疗后的第一年中，自然流产和人工流产的比例增加。但是一般不会导致长期的不育、流产、人工流产、死产或者后代新生儿死亡率或先天畸形的增加。

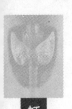 **169.** 曾经用^{131}I 治疗甲亢会引起胎儿畸形吗？

现有的临床资料显示，^{131}I 对性腺影响小，长期生育力未受损，但临床常规从预防角度考虑，建议使用放射性碘治疗 6 个月内避孕。据估计，自然状态下新生儿先天异常的发生概率为 800/1 万次妊娠，如果这 1 万妇女在妊娠前均接受 10mCi 放射性碘，先天异常的发生率将增加至 803 次。也就是说，放射性碘治疗史所导致的子代畸形风险非常小。

170. 甲减会引起不孕吗？

据学者统计，中、重度的甲减妇女，原发不孕率分别达到 10% 和 27.3%，继发不孕率分别为 72.7%、90%。甲减与不孕有一定的关系。因为人体内各内分泌系统相互联系，互相影响。各种因素导致甲状腺功能减退时，血液循环中的甲状腺激素水平低于正常，可能干扰体内与生育有关的下丘脑-垂体-卵巢轴，抑制下丘脑 GnRH 及垂体促性腺激素（LH 和 FSH）的脉冲式和周期性分泌，并阻断促性腺激素作用于性腺，引起雌激素分泌的减少，一方面导致月经失调（月经过多、经期延长、晚期可以出现闭经）、性功能减退；另一方面导致排卵障碍。甲减且不孕的女性中，约 69% 存在排卵障碍；育龄期甲减患者的内膜活检病理多为增殖期子宫内膜，提示无排卵状态，是甲减导致不孕的主要原因。

171. 甲减引起不育的可能性有多大？

目前没有关于甲减不育的绝对比例的直接调查，数据来自不育检查中发现甲状腺功能异常的比例。临床研究中，对比不育女性和生育力正常的女性发现：不育女性中发生亚甲减的比例显著高于正常对照组（13.9% *vs* 3.9%）。其中伴有卵巢早衰、输卵管功能障碍和排卵功能障碍的患者患亚甲减的比例居高（分别为 40.0%、18.2% 和 15.4%）。

172. 甲状腺抗体升高会增加不孕的机会吗？

合并抗体升高（一般指 TPOAb 升高）的甲减女性，与抗体正常的甲减女性相比发生不孕的机会更高。即使只是单纯的甲状腺抗体升高（TSH、FT$_4$ 正常）也可能导致不孕和受精卵种植失败。

173. 甲减治疗后能获得自然妊娠吗？

左旋甲状腺素治疗可恢复 LH 对促性腺激素释放激素的正常反应，恢复正常月经，增加自然妊娠率。最近发现，经过左旋甲状腺素治疗后，不育组的妊娠率明显升高，可达 44.1%。

174. 抗甲状腺抗体有哪些？有什么意义？

抗甲状腺抗体（anti-thyroid antibodies，ATA）主要包括甲状腺球蛋白抗体（TG-Ab）和甲状腺过氧化物酶抗体（thyroid peroxidase antibodies，TPOAb）。

TPOAb 主要用于诊断自身免疫性甲状腺疾病。TPOAb 对于甲状腺细胞具有细胞毒性作用，引起甲状腺功能低下。TPOAb 测定的临床应用主要包括：①诊断自身免疫性甲状腺疾病，如自身免疫性甲状腺炎、Graves 病等；②TPOAb 阳性是 IFNα、IL-2 或锂治疗期间出现甲减的危险因素；③TPOA 阳性是胺碘酮治疗期间出现甲状腺功能异常的危险因素；④TPOAb 阳性是 DOWN 综合征患者出现甲减的危险因素；⑤TPOAb 阳性是妊娠期间甲状腺功能异常或产后甲状腺炎的危险因素；⑥TPOAb 阳性是流产和体外授精失败的危险因素。

一般认为，TG-Ab 对甲状腺无损伤作用，对自身免疫性甲状腺疾病的诊断中，其意义与 TPOAb 基本相同，抗体效价变化也具有一致性。

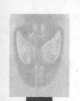 **175.** 为什么女性容易出现甲状腺抗体阳性？

免疫因素在生殖过程中占有重要地位。自身免疫病影响生殖过程。甲状腺自身免疫病是最重要的自身免疫疾病之一，女性发病率为男性发病率的 5~10 倍，影响 5%~10% 的育龄妇女，属于器官特异性自身免疫病，其共同特点是：①病变都累积甲状腺，一致性的改变是存在淋巴细胞浸润；②血清中都存在针对甲状腺的自身抗体；③各种疾病可以相伴发生或相互转化；④存在遗传易感性的证据。甲状腺自身免疫性疾病患者甲状腺功能可在正常范围内，故常未被诊断。

176. 抗甲状腺抗体与不育有关系吗？

在 15%~20% 正常妊娠妇女中存在抗甲状腺抗体，20%~25% 复发性流产妇女抗甲状腺抗体阳性，在因不育行体外授精（in vitro ferti-lization，IVF）的妇女中 20% 存在抗甲状腺抗体。患有高泌乳素血症及子宫内膜异位症的女性抗甲状腺抗体升高的比例增加，高泌乳素血症及子宫内膜异位症都会影响女性排卵，这些疾病本身又常是不育的原因。

177. 甲状腺自身抗体为何会影响生育功能？

甲状腺自身免疫性疾病影响妊娠的机制不清，可能的假设有：①

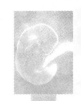

可能与轻微甲状腺激素缺乏有关；②甲状腺抗体对胎盘的直接作用；③甲状腺抗体可能仅仅是异常免疫状态的标记，与不稳定种植有关。

178. 甲状腺功能正常但存在甲状腺自身抗体的不育患者需要针对甲状腺抗体进行治疗吗？

抗甲状腺抗体阳性的患者早孕期流产率及辅助生殖流产率升高。因此，对于抗体阳性的女性应给予一定的治疗。

179. 甲状腺自身抗体阳性可以治疗吗，如何治疗？

主要的治疗方案有三种：①补充左旋甲状腺素；②补充左旋甲状腺素及硒制剂；③补充左旋甲状腺素+阿司匹林+泼尼松。

（1）左旋甲状腺素治疗： 自身免疫性甲状腺疾病可能存在轻微的甲状腺素缺乏，尽管血液检查甲状腺素在正常范围内，但其最终作用效果可能不足；目前的观察性研究结果显示，左旋甲状腺素的治疗可以降低抗体的效价，降低自然妊娠者的流产率。

（2）硒制剂治疗： 甲状腺组织的硒浓度是各种组织中最高的。硒在甲状腺中具有多种作用：将 T_4 转换为 T_3 的关键酶需要依赖硒工作；以谷胱甘肽过氧化物酶（GPx3）形式存在的硒，保护甲状腺细胞，使其免受甲状腺过氧化物酶作用下产生的过氧化氢的损伤。尽管使用硒剂后，没有发现甲状腺功能的改变，也没有发生 T_4 与 T_3 比值的改变。多项研究仍表明，硒剂可以辅助左旋甲状腺素治疗甲状腺自身免疫性疾病，如桥本甲状腺炎。总结性的研究分析显示，使用硒剂3 个月后显著降低 TPOAb 的效价。

（3）左旋甲状腺素、阿司匹林、泼尼松联合治疗： 伴有抗体阳性的不育女性，免疫炎症因素以及微血栓的形成等参与了不育的机制，阿司匹林为抗凝药物，减少微血栓的形成，使妊娠有足够的血流供应；而泼尼松为甾体类抗炎药物，可以抑制机体的免疫炎症反应，提供良好的免疫耐受状态，增加妊娠或辅助生殖的成功率。

180. 不育女性如何处理甲状腺功能的异常？

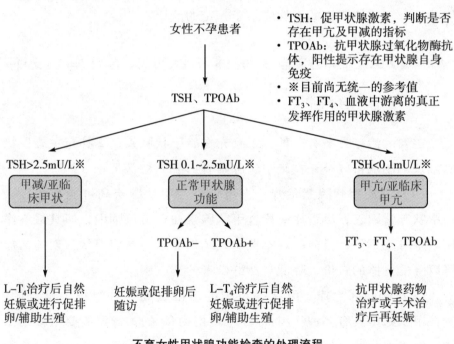

- TSH：促甲状腺激素，判断是否存在甲亢及甲减的指标
- TPOAb：抗甲状腺过氧化物酶抗体，阳性提示存在甲状腺自身免疫
- ※目前尚无统一的参考值
- FT_3、FT_4，血液中游离的真正发挥作用的甲状腺激素

女性不孕患者

TSH、TPOAb

TSH>2.5mU/L※ —— 甲减/亚临床甲状

TSH 0.1~2.5mU/L※ —— 正常甲状腺功能

TSH<0.1mU/L※ —— 甲亢/亚临床甲亢

甲减/亚临床甲状 → $L-T_4$治疗后自然妊娠或进行促排卵/辅助生殖

正常甲状腺功能 → TPOAb– 妊娠或促排卵后随访

TPOAb+ → $L-T_4$治疗后自然妊娠或进行促排卵/辅助生殖

甲亢/亚临床甲亢 → FT_3、FT_4、TPOAb → 抗甲状腺药物治疗或手术治疗后再妊娠

不育女性甲状腺功能检查的处理流程

181. 什么是自然流产？

自然流产指自然因素导致妊娠提前终止，胚胎或胎儿尚不能达到可存活的孕周。自然流产发生 3 次及以上者，称为习惯性流产。既往

妊娠不足 28 周、胎儿体重不足 1000g 而终止者称流产。妊娠 12 周末前终止者称早期流产，妊娠 13 周至不足 28 周终止者称晚期流产。

随着医疗水平的提高，该标准也有所改变。世界卫生组织目前的规定是，胚胎或不足 500g 的胎儿从母体排出，该体重相当于胎儿妊娠 20~22 周。

自然流产率占全部妊娠的10%~15%，其中 80%以上为早期流产。

182. 为什么会发生自然流产？

常见原因包括：①胚胎因素：染色体异常；②母体因素：全身性疾病（高热、感染、心肺等器官严重功能障碍、贫血、高血压、营养不良）、内分泌疾病（黄体功能低下、甲状腺功能异常、糖尿病）、免疫功能异常（血型不合、自身免疫性疾病）、生殖器异常（子宫畸形、宫颈内口松弛）、创伤刺激（手术、撞击、性交过度、精神创伤）、不良习惯（吸烟、酗酒、毒品）、环境因素（环境污染严重、接触放射性物质、化学物质过多）。

183. 自然流产发生的机会有多大？

生育年龄妇女中，自然流产的发生率是 10%~25%，随孕妇年龄的增长流产的风险亦增加。35 岁以下的女性流产发生率是 15%；35~45 岁的女性流产发生率是 20%~35%；45 岁以上的女性流产发生率是 50%；以往有自然流产史的女性，其再次流产的风险为 25%，仅稍高于普通人群。

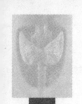

184. 什么是胚胎停育？

胚胎停育是自然流产中极早期的一种情况，又称无胚胎妊娠，就是受精卵种植到子宫里，但是没有发育成胚胎，经常在早孕期发现，多数是染色体异常的结局。大多数胚胎停育妊娠发生在妊娠非常早的时期，很多妇女甚至不知道自己妊娠，会误以为月经延期，或者月经量过多，又称隐匿性流产。还有一种说法是"生化妊娠"，就是在胚胎种植不久发生流产，只有血 hCG 水平升高，没有其他任何妊娠的证据。

185. 导致胚胎停育的因素是什么？

染色体异常是导致早孕期流产的一半原因。通常在胚胎中可以发现异常的染色体，这种妊娠很难发育成为一个正常的健康的新生儿。也可能是细胞分化异常或卵子、精子质量不佳导致的。

186. 胚胎停育如何诊断？

（1）经阴道超声确诊胚胎停育的标准包括：顶臀长 ≥7mm，没有胎心；妊娠囊平均直径 ≥25mm，但没有胚胎；超声发现没有卵黄囊的妊娠囊 ≥2 周后，没有发现有胎心的胚胎；超声发现含有卵黄囊的妊娠囊 ≥11 天后，没有发现有胎心的胚胎。

（2）怀疑但不能确诊胚胎停育的标准包括：顶臀长 <7mm，没有胎心；妊娠囊平均直径 16~24mm，但没有胚胎；超声发现没有卵黄囊的妊娠囊 7~13 天后，没有发现有胎心的胚胎；超声发现含有卵黄囊的妊娠囊 7~10 天后，没有发现有胎心的胚胎；末次月经算起 6 周后未发现胚胎；空的羊膜囊（羊膜囊紧邻卵黄囊，但其内不含胚胎）；

增大的卵黄囊（>7mm）；按胚龄计算妊娠囊偏小（顶臀长和平均妊娠囊直径的差距<5mm）。

187. 诊断胚胎停育后应如何处理？

大多数情况下停育胚胎可以自行排出，不需要诊刮手术，但是会面临随时可能发生阴道出血的危险。如果诊断之后很久都没有排出胚胎停育，则感染、凝血功能异常的风险加大，需要积极行诊刮手术。如果希望进行胚胎的病理和染色体核型分析，以明确流产的原因，也需要行诊刮手术。还有些女性选择诊刮是因为可以在身体和心理上尽快恢复健康。

188. 如何预防胚胎停育？

大多数胚胎停育无法预防。如果反复发生自然流产（3次以上），应该进一步做遗传等方面的检查。很多胚胎停育流产只是偶尔的现象，并不明显增加下次不良妊娠结局的可能性。建议在恢复1~3次规律月经后再妊娠。

189. 自然流产的表现是什么？

确诊妊娠后出现腹痛、宫缩疼痛；轻度或严重的背痛；体重不增反减；阴道粉红色分泌物；棕色或鲜红色阴道分泌物，伴或不伴有腹痛（其中50%可以顺利分娩正常的新生儿）；从阴道流出血块或组织物；早孕反应突然消失（早孕期的阴道点滴出血很常见，如果出血时间长、腹痛的程度严重，则流产的可能性大）。

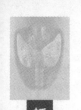

190. 有流产证兆了怎么办？

如果有流产的征兆，应到医院就诊。医生会先做超声检查，以确定孕囊是否在子宫内（排除异位妊娠）、是否有胎芽胎心，如果已经流产，要确认是否完全流产（所有的组织物都已排出）。

如果没有流产，医生会检查血激素水平，继续用超声监测胚胎情况。建议孕妇卧床休息，如果孕激素水平低，可能会补充孕激素（肌注、口服或放入阴道）来维持妊娠。

如果是不全流产（没有排出全部的组织物），建议进行清宫手术，以清除未排出的组织，预防大出血和感染。清宫手术很少发生并发症，也不会增加下次流产的风险。

191. 甲状腺疾病与自然流产有关吗？

研究数据显示，甲状腺自身抗体阳性的患者流产风险增加 1～3 倍，但也有研究发现，甲状腺自身抗体阳性妇女的流产率没有增加，只是与足月妊娠妇女相比，有较高效价 TgAb 的孕妇易发生流产。但多数的研究结果提示，甲状腺自身抗体与流产显著相关。补充左旋甲状腺素能够将流产率减少近半数。

同样，对于反复自然流产女性的检查发现，对比正常生育能力者，其甲状腺自身抗体阳性的比例明显升高。甲状腺自身抗体阳性的反复自然流产的女性下次妊娠再次发生流产的风险也增加。

192. 甲状腺疾病导致自然流产的机制有哪些？

大多数研究结果显示，甲状腺抗体存在将会使妊娠早期流产率升高，可能与微嵌合现象有关。胎儿微嵌合是指妊娠期胎儿细胞进入母体组织。胎儿细胞可经胎盘途径进入母体甲状腺，可能是甲状腺疾病增加、免疫反应增强的一种机制。

193. 甲亢和自然流产有关吗？

甲亢和自然流产的关系决定于患者甲亢病情的控制程度。轻度甲亢对妊娠的影响不明显，但是中、重度甲亢以及甲亢症状没有得到控制时，流产、早产的发生率会增高。有学者研究发现，未控制甲亢孕妇的自然流产率可以达到11%～25%。

小规模的研究对比夫妻双方女性（n=9）、男性（n=9）患有甲亢和无甲亢（n=18）的妊娠结果，发现三者间流产的比例分别为22.9%、2.0%及4.4%，虽然总结病例数目有限，但该结果提示，女性患有甲亢会增加流产的风险。

如果甲亢经过了一段时间的治疗，但治疗不充分，病情不稳定，此时妊娠，容易发生流产、早产和胎儿生长受限。所以，为了避免妊娠后自然流产给孕妇和家人带来身心的伤害，就需要患者认真做好妊娠前准备，积极配合医生治疗甲亢，耐心等待，最好是在甲状腺功能评估稳定后，再按计划妊娠。

194. 甲亢孕妇人工流产前需要注意哪些问题？

如果经过医生评估，患者不宜继续妊娠，建议人工流产。希望孕妇能理解继续妊娠可能加重甲亢病情，出现妊娠期严重并发症，增加治疗难度，给孕妇和胎儿造成不利影响，解除心理负担，自愿接受手术。

人工流产术前需要稳定甲亢病情，需要内分泌科医生对孕妇用药进行调整。同时，人流手术对人体是一种应激，可能会加重甲亢病情，甚至出现甲亢危象，建议孕妇选择熟悉其病情或专业性强的医院进行手术。

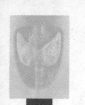 **195.** 甲亢患者人工流产术后需注意哪些问题？

人工流产术后一般建议休息 2 周，禁盆浴及性生活。注意有无持续阴道流血、有无明显的腹痛、阴道排出物有无异味。还要注意体温是否升高。术后要继续服用治疗甲亢的药物。可以计数脉搏，注意甲亢症状是否加重。发现异常，及时就诊，必要时调整药物，延长休息时间。术后饮食以清淡为主，避免食用辛辣、油腻、生冷等刺激性食物，注意适量补充高热量、高蛋白、高维生素、易消化食物。

196. 甲减与自然流产有关吗？

甲减也可导致自然流产等不良妊娠结局。甲减孕妇的自然流产率高于正常人群，其发生率为 31.4%～38%。而且妊娠期出现胎儿宫内发育迟缓、早产的机会比较高。其中抗甲状腺抗体（包括 TPOAb 和 TgAb）阳性的甲减女性，妊娠早期的自然流产率更高。有研究发现，50% 的甲状腺抗体阳性女性有自然流产病史。

197. 甲减女性自然流产风险的高低和抗体效

价有关吗？

尽管在研究复发性流产和接受辅助生殖的人群时发现抗体阳性和自然流产有关，但是流产风险的高低与抗体效价高低没有明确的关系，因此，不能用抗体效价的高低来预测流产的风险。这一观点目前还存在争议。

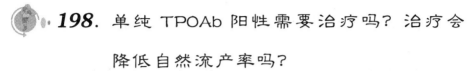

198. 单纯 TPOAb 阳性需要治疗吗？治疗会降低自然流产率吗？

对于单纯 TPOAb 阳性的患者，是否需要治疗，国内外目前没有统一意见。有的研究认为，用甲状腺素片或免疫抑制剂治疗后，流产率会降低。但是也有的研究认为治疗对妊娠结局没有明显改善。原因可能在于大家对甲状腺抗体阳性增加复发性流产率的机制并不十分清楚，也没能找到准确、有效的治疗办法。目前国内外正在对这个问题加紧动物试验研究，希望能够找到降低抗体阳性女性自然流产率的好方法。

199. 怎样做才能降低甲减孕妇的自然流产率？

建议孕妇积极正规治疗甲减，按时服用药物、妊娠期定期监测甲功，根据甲功指标的变化调整药物剂量。需要强调：①越早开始治疗，流产的机会也越小；②妊娠后不能擅自停药，避免增加病情复发、加重及流产的可能，目前用于治疗甲减的左甲状腺素钠对胎儿是安全的。

200. 妊娠后是否就可以停服甲状腺素片？

有的女性妊娠后担心服用左甲状腺素片对胎儿造成影响，自行停药。结果使甲减病情加重，出现流产。在妊娠期及哺乳期服用左甲状腺素钠，不仅不会导致胎儿畸形，而且由于体内甲状腺素水平的稳定，能够保证胎儿智力、视力的良好发育，也可以减少流产、早产、胎儿宫内发育迟缓等多种并发症。所以，建议甲低患者妊娠后继续服用左甲状腺素钠，而且大多要加量 30%～50%并定期监测甲功，调整药物剂量，保证平稳渡过妊娠期及哺乳期。

201. 亚临床甲减也会导致自然流产吗？

亚临床甲减也是自然流产的独立危险因素。但患者发生流产的孕周更早，具体的机制尚不清楚，一种可能的解释是亚甲减可能造成黄体功能不足而导致流产。

202. 亚临床甲减和甲减的注意事项一样吗？

亚临床甲减与临床甲减的区别在于病情严重程度的不同。亚临床甲减虽然较临床甲减程度轻，但仍然有增加不良妊娠结局和后代神经发育损害的风险。所以，妊娠前和妊娠期的注意事项与临床甲减相同。需根据 TSH 的变化补充、调整左甲状腺素钠片。

203. 复发性流产的女性需要筛查甲状腺功能吗？

2012 年 4 月中华医学会内分泌学分会和中华医学会围生医学分会联合发布了我国《妊娠和产后甲状腺疾病诊治指南》，建议国内有条件的医院和妇幼保健部门对妊娠早期妇女开展甲状腺疾病筛查。考虑到甲状腺功能异常和自然流产相关，而早期发现、早期治疗有可能防止发生流产，所以特别建议有复发性流产史的女性主动进行甲状腺功能筛查。

204. 甲状腺功能筛查有哪些指标？什么时间筛查合适？

《妊娠和产后甲状腺疾病诊治指南》推荐的筛查指标包括血清 TSH、FT_4、TPOAb。虽然血清 TSH 是诊断甲减最敏感的指标，但是

TPOAb 阳性同样可以增加流产、产后抑郁、产后甲状腺炎、后代脑发育损害等不良结局的危险性，而母体低甲状腺素血症（FT_4 降低，TSH 正常）也可以导致后代的神经智力发育缺陷，如果仅仅筛查 TSH 就会漏掉这部分妇女，所以推荐选择血清 TSH、FT_4、TPOAb 为筛查指标。

因为妊娠前半期，即妊娠 20 周之前，是胎儿脑第一快速发育期，但此时胎儿的甲状腺功能还没有建立，大脑发育所需要的甲状腺素主要来自母体，特别是在妊娠早期，即妊娠 12 周前，胎儿的甲状腺素完全依赖母体提供，在妊娠 12 周前及时进行甲状腺功能筛查并对甲状腺疾病作出诊断和治疗显得尤为重要。指南建议筛查时间选择在妊娠 8 周以前。

205. 甲状腺疾病会影响辅助生殖的结局吗？

关于甲状腺疾病是否会影响辅助生殖结局的研究有不同的研究结论。

有研究显示，进行体外授精（即试管婴儿，in vitro fertilization，IVF）获得妊娠的女性中，TSH >2.5mU/L 的女性分娩孕周和新生儿出生体重要低于 TSH <2.5mU/L 的女性。并且 TSH >2.5mU/L 可能会与自然流产率的升高呈轻度正相关。但同时也有研究发现，两组之间没有临床妊娠率、分娩率和流产率的差异。另外有研究总结甲状腺功能正常的自身免疫性疾病的女性生育能力相对减弱，其接受 IVF 的流产率显著高于没有甲状腺自身免疫性疾病的女性。其中机制尚未明确。

206. 治疗甲状腺疾病会改善辅助生殖的结局吗？

将接受 IVF 治疗的甲状腺功能正常但抗甲状腺抗体阳性的女性分成三组，一组无额外辅助治疗，一组左旋甲状腺素口服，第三组给予左旋甲状腺素（LT）、阿司匹林（ASP）和泼尼松龙（P）口服（甲状腺功能正常的不育女性中抗甲状腺抗体的阳性率达 10.5%）。抗甲状腺抗体阳性的女性没有额外辅助治疗者对超促排卵的卵巢反应以及 IVF 结局显著差于甲状腺抗体阴性者。服用左旋甲状腺素的患者对卵巢刺激的反应好于未服用的患者，但妊娠结局无改善。第三组患者妊娠率、着床率显著高于未治疗者，总的 IVF 结局与抗甲状腺抗体阴性的患者具有可比性，认为甲状腺功能正常但抗甲状腺抗体阳性的患者接受 IVF，如果给予 LT+ASA+P 可以获得更好的妊娠结局。

　　总结临床资料显示，与未进行治疗的甲减患者相比，对于亚临床甲减的患者给予左旋甲状腺素接受治疗者，可以获得更多的受精卵、取得更高的受精卵着床率；流产率降低、最终成功分娩的比例增加。

207. 辅助生殖会影响甲状腺功能吗？

　　对进行辅助生殖的患者进行的前瞻性研究结果发现，在促排卵的过程中，血清 TSH 的平均值升高；游离 T_4 及甲状腺素结合球蛋白也升高。研究认为，辅助生殖中控制性超促排卵导致 TSH 显著升高，常高于妊娠的合适范围。而这一表现在此前已经存在甲减的患者更为明显，因此，临床筛查甲状腺功能具有重要意义，要充分认识甲状腺激素补充的重要性。

　　总之甲状腺疾病与女性生殖异常密切相关。甲亢及甲减均可影响排卵造成不育，不建议甲亢未控制者妊娠、接受 [131]I 治疗者建议结束治疗半年后再妊娠。甲减及甲状腺自身免疫性疾病患者排卵功能异常及免疫功能亢进可能是导致不育及流产的因素，未治疗者接受辅助生殖的结局不良，对于甲减及甲状腺自身免疫性疾病的筛查和治疗可有效改善不育及流产患者的生殖结局。

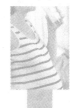

第六部分

甲状腺疾病
与孕期营养

 208. 孕期营养平衡为何非常重要？

　　人类每天从食物中获取营养，以维持生命并为正常生理活动提供必需的营养物质和能量。妇女妊娠后，每天所进食物，除了维持自身机体代谢和消耗所需的营养外，还要保证胎儿的生长发育，也就是老百姓常说的一个人得吃两个人的饭。胎儿的营养完全由母亲从食物中获取，因此，孕妇营养的好坏，不仅影响自身的健康，也直接影响胎儿的生长和脑、心等组织器官的发育。

　　母亲摄入的营养物质不足时，胎儿也要吸收母亲体内的钙、铁、蛋白质等营养物质，使母亲出大于入，容易发生缺钙、缺铁、缺蛋白质等营养不良。如果甲状腺疾病的母体长期处于营养不良的状态，胎儿无法摄取充足的营养，可导致发育迟缓或停止发育，甚至引起流产、早产、死产或胎儿畸形等，还有部分胎儿出生后到儿童阶段表现为智力落后，故保证孕妇足够的营养，对于"优生、优育"非常必要。

　　有人认为吃得越多，对胎儿越好，只吃大鱼大肉和昂贵的保健品，结果自身体重直线上升，胎儿也长成巨大儿，引起分娩困难以及一系列孕期并发症。过多的不均衡营养，不仅影响胎儿摄取全面的营养，也增加了孕妇并发糖尿病、高血压、营养素缺乏的可能，起到相反的作用。

　　孕妇应当摄入平衡而充足的营养，从妊娠前、妊娠期、产后到哺乳等过程中注意营养的合理搭配，为胎儿创造优良的母体环境，保证健康成长。

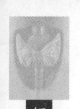 **209. 妊娠妇女对营养的需求有何变化?**

妇女妊娠后，受精卵在子宫内膜着床那一刻起就开始从母体组织中吸取营养。随着妊娠期的进展，母体的新陈代谢和全身各器官系统发生了很多变化，例如，基础代谢加强，消化道蠕动降低、消化液分泌减少，容易出现消化不良和便秘，妊娠早期常有恶心、呕吐等现象，使孕妇食欲减低，进食量明显减少，容易发生营养不良。妊娠过程中母体子宫、乳房都要增大，羊水也要增多。妊娠 4 个月时，胎盘已经完全形成，作为胎儿与母亲的联络窗口，从母体血液中获取各种营养素和氧气，并排出胎儿体内的代谢废物和二氧化碳，都需要母亲摄入充足的营养，以维持这些额外增加的需求。

孕妇的血液容量增加了，但是血红蛋白和红细胞的增长低于血浆容量的增长速度，形成"生理性贫血"，此时需要增加造血原料铁的摄入；肾脏的排出能力增强，比正常人多排出葡萄糖、氨基酸等，也需要从饮食中增加；虽然增加了对铁、钙的吸收率，但仍低于胎儿对母体索取的量，同样需要母亲从食物中增加摄入，否则就只能从母亲的骨骼或牙齿中抽出钙来供给胎儿，长期会造成母亲骨质软化症，严重时还会造成难产；为了保证胎儿的健康成长，孕妇还应该增加锌的摄入。而对碘的摄入，则需要因人而异，总的原则不能太多也不能没有。因此，甲状腺疾病孕妇和家庭成员应在妊娠前就学习了解妊娠期营养生理的变化，做到在孕期合理加强营养，防患于未然。

210. 合理的孕期饮食应具备怎样的营养特点？

孕期的饮食应根据其特殊的营养特点进行安排。

（1）摄入充足的能量：从妊娠进入中期以后，对能量的需要量增多，应随之增加饮食的摄入量。

（2）摄入足量的优质蛋白质：蛋白质是人体重要的营养素，参与构成胎儿的组织和器官，调节重要生理功能，增强母体的抵抗力，维持胎儿脑发育，因此，应在饮食中增加肉、蛋、奶、豆类食物的摄入，保证优质蛋白质的供给。

（3）摄入适量的脂肪，以植物性油脂为主。在孕期脂肪除了供给孕妇能量外，还参与构成人体组织，尤其是提供胎儿生长发育所必需的磷脂、胆固醇。但是过多的脂肪可能产生高能量而导致孕妇肥胖，动物脂肪含有较多的饱和脂肪酸可能导致心脑血管硬化，因此，应摄入适量的植物脂肪。

（4）糖类不能少：糖类作为供给能量的最主要来源，应保证摄入占所需总能量的 $55\% \sim 60\%$，以节约蛋白质，让其发挥更佳的作用。同时糖类还是构成神经组织与细胞核的主要成分，也是心、脑等主要器官不可缺少的营养物质，具有保肝解毒的作用。

（5）适量维生素：维生素能调节人体内的物质代谢，需要量很小，但与人体健康密切相关。妊娠期对维生素的需要量增多，应在饮食中增加入量。但是摄入过多的脂溶性维生素（A、D、E、K）可能发生中毒，反而对胎儿不利，故应注意适量摄入。

（6）注意合理的营养搭配，平衡膳食。孕妇的饮食必需富含各种营养素，营养合理搭配，既无不足，也不过剩。营养不良会导致胎儿发育迟缓或流产，营养过剩也可能导致胎儿巨大及各种并发症，造成难产。合理的营养应当使饮食在质和量上都能满足孕产需要。同时注

第八部分　甲状腺疾病与孕期营养

意饮食的多样化，做到粗细搭配、荤素搭配，既不偏食，也不挑食。

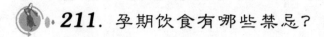

211. 孕期饮食有哪些禁忌？

妊娠期间的饮食不是越多越好、越贵越好，一些饮食禁忌应引起重视。

（1）不宜多用补品：很多孕妇将人参、桂圆等补品当饭吃，希望胎儿发育更好，却容易出现兴奋激动、失眠、血压升高等不良反应，严重者还会出现神经、内分泌系统功能失调，而影响胎儿生长，因此，应根据个人需要适量选用，缺什么补什么，缺多少补多少，不宜滥用补品。

（2）不宜多饮咖啡或含咖啡因的饮料：咖啡因可能促使心率加快、血压升高，并会破坏维生素 B_1，而导致维生素缺乏，甚至可能致畸。因此，应少用或不用。

（3）忌喝烈性酒：母亲妊娠期喝酒可能造成婴儿畸形或者智力低下等严重后果。特别是胎儿在大脑发育最关键的前 3 个月，应绝对禁酒。

（4）不宜纯吃素：孕妇需要摄取比平时更多的营养，包括蛋白质、脂肪、维生素等，如果只吃素，将直接影响营养素的吸收和摄入量。例如，铁、锌、动物优质蛋白质、牛磺酸等，可能导致胎儿营养不良，应注意避免在妊娠期吃素。

（5）不宜多吃冷食：孕妇胃肠道对冷的刺激非常敏感，太多的冷食可能使胃肠道血管突然收缩，胃液分泌减少，消化功能降低，从而引起食欲不振、消化不良，甚至剧烈腹痛，影响孕妇的正常进食。还可能引起上呼吸道感染。因此，为了胎儿安全，进食冷饮应有节制。

（6）不宜吃太多含碘的食物，如海带、紫菜等海产品。

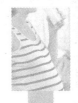

 212. 如何选择适合自己的总能量?

人体每日消耗的能量,主要用于四个方面:①用于维持基础代谢所消耗的能量。这部分能量用于维持基本的生命活动,如心跳、呼吸、血流、各种生理生化代谢反应等。年幼者的基础代谢比年老者高;妇女比男子高;瘦人比胖人高,孕妇比常人高;②用于每日体力活动所消耗的能量。这是人体能量消耗的最主要部分。劳动强度和体重是影响能量消耗的主要因素。依据劳动强度的不同,可将体力活动分为极轻、轻、中等、重和极重体力劳动五个等级,对能量需要逐级增加;同时体重越重消耗的能量也就越多;③食物特殊动力作用,即咀嚼、吞咽、消化、吸收等摄食过程本身所需要的能量;④用于高级神经活动的能量消耗,如思考问题、考试等。

在妊娠早期,基础代谢与未妊娠时基本等同,当进入妊娠中期以后,孕妇甲状腺功能旺盛;随着胎儿的生长发育,耗氧量增大,基础代谢也相应逐渐增加。到足月妊娠时,基础代谢能够增多 20%~30%。而孕妇体重增加,活动时所消耗的能量也增多,因此妊娠期应增添能量的供应。从妊娠的第 4 个月开始,每日应增加能量供应300kcal(1255.2kJ)左右。对于乳母还需加上乳汁分泌所消耗的能量200~300kcal。膳食中脂肪供热占总能量的 20%~25%为宜,其余能量由糖类补足,以减少蛋白质作为供热的消耗,同时增加优质蛋白质的摄入,保证机体正氮平衡。

213. 什么是"能量平衡"?

能量总是在摄入量与消耗量之间保持一种动态平衡称能量平衡,评价体内能量平衡的公式可表述为:能量平衡=摄入能量-消耗能量。由此可见,当摄入能量大于消耗能量时,能量平衡表现为正平衡,即

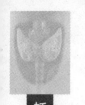
能量过剩并可在体内转化为脂肪而沉积。反之，当摄入能量小于消耗能量时，能量平衡表现为负平衡，就是所谓"入不敷出"，这时体内储存的脂肪会被"动员"起来提供能量，体重会因此减轻。在正常情况下，机体应保持能量的摄入量与消耗量大体持平。

在妊娠早期，因妊娠反应使孕妇恶心、呕吐、不思进食，摄入量明显低于消耗量，体重不增加，还有可能下降，这就可能导致胎儿营养不良，影响脑细胞和神经组织的发育。而在妊娠中期以后，孕妇食欲改善，饮食增加，虽然需要量增多，二者仍能平衡。如果能量长期收支失衡，首先反映到体重的变化，以后逐渐发展以至影响健康。因此，保持能量平衡、维持正常体重非常重要。能量长期不足，体内将动员储备的糖原、脂肪直至肌肉。造成骨骼肌退化、贫血、神经衰弱、抵抗力下降。严重能量摄入不足时，对于正常人将影响学习、工作及生活。对于孕妇则直接影响胎儿的健康，甚至危及母亲生命。能量摄入过多或活动量过小，剩余能量在体内转变为脂肪沉积，形成肥胖。严重者将增加机体负担，容易导致高血压、冠心病、脂肪肝、糖尿病、胆石症、痛风等疾病，对于孕妇尤其不利，应引起足够的重视。

214. 孕妇对蛋白质的需要量是多少，应如何选择富含蛋白质的食物？

为了满足母体、胎盘和胎儿生长的需要，妊娠期对蛋白质的需要量增加。如果在孕期蛋白质供给不足则容易影响胎儿的身体和智力发育，也会增加发生妊娠期贫血、营养不良性水肿、妊娠期高血压的危险。根据母体和胎儿发育所需，整个妊娠期在体内约保留 1000g 蛋白质，其中一半留在胎儿，其余分布于胎盘、子宫、羊水、乳腺和母体血液中。1000g 蛋白质按照 280 天的妊娠期，约在前 3 个月每天增加 1g，妊娠中期 3 个月增加 4g，后期 3 个月为 6g。如果将个体差异估计在内，再加上尿中排出的氨基酸量和体内代谢的消耗，建议在妊娠中期孕妇每日增加蛋白质 15g，妊娠后期增加 25g。此外，按照蛋白质的来源可以分为植物性与动物性食物两大类，植物性蛋白质主要来源于豆类、硬果类、谷薯类食物；动物性蛋白质主要来源于畜禽肉、水产品、鲜乳类、蛋类。对于孕妇来说，动物类蛋白和豆类蛋白占每日蛋白质总摄入量的 50% 以上。大豆含蛋白质极高，为 35%~40%，是同等重量猪肉的 2 倍、鸡蛋的 3 倍、牛奶的 12 倍，而且氨基酸的组成好，富含粮食中较为缺乏的赖氨酸，可以弥补我国以粮食为主膳食的不足，同时含脂肪很低，并能降低血清胆固醇和甘油三酯的含量，因此大豆有"植物肉"、"绿色乳牛"之美誉。建议妊娠期多摄入豆制品，补充蛋白质，而不要一味选择含脂肪量较高的动物类食品。

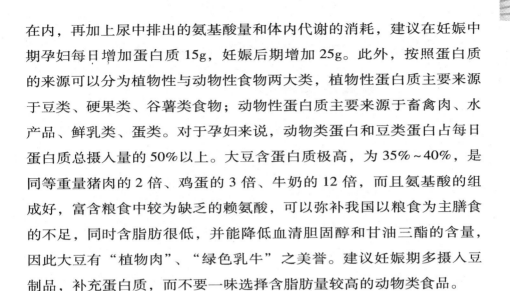

215. 孕妇对脂肪的需要量是多少？

孕妇维持本身健康需要一定量的脂肪。胎儿各器官、组织的发生、发育都需要磷脂与胆固醇。而胎儿体内脂肪的增长，要到妊娠中期以后才开始。在妊娠的最后 2 个月中，胎儿皮下脂肪开始大量蓄积，从 20g 剧增至 350g；体内深部的脂肪由 10g 增长到 80g 左右。足月新生儿体重的 13%~16% 为脂肪组织，胎儿越到妊娠晚期越需要充足的脂肪，只能靠母亲在妊娠后期增加膳食脂肪的摄入，故不能认为脂肪越少越好。膳食脂肪的供给量以占膳食总能量的比例为标准，我国规定成人膳食中脂肪提供的能量占总能量的 25%~30%。随着人们生活水平的提高，脂肪的摄入量日益增多而逐渐超过了人体对能量的需要，并使过多的能量转化为脂肪在体内存积，应对这种现象予以重视。很多孕妇在妊娠早期就摄入高能量、高脂肪，结果体重增长很快，而胎儿却比正常发育者小，说明脂肪只增加了母亲的体重。因此，每天应摄入适量脂肪，既不要过少，不能满足胎儿的需要；也不要过量，使母体肥胖而影响产后健康，造成体形恢复困难。

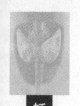

216. 孕妇对碳水化合物的需要量是多少，主要来源有哪些？

不少孕妇在妊娠期间非常讲究营养，希望自己和胎儿都能保持最佳的营养状态。但是很多孕妇并不懂得如何获得合理的营养，她们尽量进食鸡、鸭、鱼、肉，而蔬菜、水果进食的很少，尤其是很少吃粮食。这样的膳食组合不能达到妊娠期理想的营养要求。人类每天都需要充足的能量，而糖类是供给能量的最主要来源。如果糖类摄入不足，组织细胞只能氧化脂肪、蛋白质来获得人体必需的能量。虽然脂肪也是组织细胞的燃料，但是在肝脏中，脂肪的氧化不彻底，代谢产生的中间产物为酮体。如果每天的能量多数由脂肪供给则可能导致血中酮体堆积，甚至发生酮症酸中毒而影响胎儿的生命安全。蛋白质在体内氧化代谢生成二氧化碳和水，其中间产物有氨的生成，如果蛋白质氧化过多，将会增加肝脏的负担。因此，孕妇应保证由糖类提供总能量的 60%～70%，无论粗粮还是细粮，每天应保证摄入总量达到 300～400g（6～8 两）。糖类在自然界中含量丰富，随处可得。常见的谷类（含糖类 70%～75%）、薯类（含糖类 20%～25%）、大豆以外的干豆类（如绿豆、红豆等）所含的碳水化合物主要以淀粉形式存在。水果中碳水化合物多以双糖、单糖、果胶、纤维素形式存在；蔬菜主要含膳食纤维较多。蔗糖等纯糖摄取后迅速吸收，容易以脂肪形式贮存，一般认为纯糖摄入量不宜过多，许多研究表明，龋齿、肥胖、心血管病、糖尿病等，都可能与摄入蔗糖过多有关，因此，孕妇每天摄入纯糖不能超过总能量的 10%。

217. 孕妇如何补充丰富的维生素？

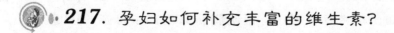

维生素对人体有非常重要的生理作用，对于妊娠期甲状腺疾病的

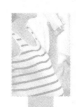

妇女就更显其"维持生命"的作用了。未妊娠时，机体对维生素的需要量较少，一般可以从食物中获得满足。妊娠后，尤其是妊娠的中、晚期，对参加各种营养素代谢的各种维生素的需要量也随之增加，大约是正常人的 1 倍多。孕妇的肝脏受皮质激素影响而对维生素的利用率降低，而胎儿的生长发育又有额外的需要，故妊娠期必须增加维生素的摄入。母亲的肝脏可以储存脂溶性维生素，如维生素 A、维生素 E 等，可能不需要每天都要由食物供给，而是当血液中维生素浓度降低时，再从肝脏中释放供给母体和胎儿。但是如果水溶性维生素，如 B 族维生素、维生素 C 等摄入不足或者发生吸收利用障碍，很容易引起维生素缺乏影响胎儿甚至新生儿的生长发育。例如，孕妇膳食缺乏维生素 C 时，可能导致新生儿患贫血或坏血病。应该注意，维生素不是补药，如果服用过多，不仅需要机体将多余的维生素排出体外，增加机体的负担，甚至有害，尤其是脂溶性维生素 A、维生素 D，摄入过多，可能导致中毒，严重影响胎儿的发育。因此，妊娠期必须适量增加维生素摄入，过量或不足都对人体不利。

218. 维生素 B$_2$ 与孕妇"烂嘴角"有何关系？

维生素 B$_2$，又称核黄素。是一种黄色物质，人体每天需要 1~2mg 就能维持健康。核黄素参与体内广泛的代谢过程，是机体中许多酶系统重要辅基的组成成分，对维持正常的物质代谢和能量代谢有重要作用。妊娠期经常会出现老百姓常说的"烂嘴角"，就是缺乏核黄素的常见表现，例如，口角炎，嘴角、嘴唇发红甚至溃烂，还有鼻翼两侧的脂溢性皮炎等。严重缺乏核黄素还可能引起结膜炎、眼睑炎、角膜血管增生、畏光等症状，妊娠期缺乏核黄素也会影响胎儿的生长发育，还可能导致骨骼畸形。核黄素广泛存在于动植物食品中，动物的内脏（心、肝、肾）含核黄素最高，每 100g 含 2mg 左右核黄素。奶类及奶制品、蛋类含核黄素也高。鱼类中以鳝鱼的含量最高。植物性食物中干豆类和绿叶蔬菜也含有较多的核黄素。但谷类中的含量与加工、烹调方法密切相关，涝、煮的损失率都较大，如小米煮后核黄素的保存率仅剩30%。由于妊娠期间对能量的需要量增加，对于核黄素的需要也随之增加。我国目前推荐孕妇每日膳食核黄素的供给量为1.8mg，乳母为2.1mg。

219. 维生素 B_{12} 与孕妇贫血有何关系？

维生素 B_{12} 又称钴胺素，也称抗恶性贫血维生素，其分子中含有微量元素钴，是一种浅红色结晶物质，天然存在的维生素 B_{12} 都是由细菌、真菌等微生物合成。维生素 B_{12} 以辅酶形式参与体内蛋白质的合成，可以促进婴幼儿的生长发育。其更重要的功能是骨髓造血不可缺少的物质，红细胞缺乏维生素 B_{12} 就不能正常发育，可致巨幼红细胞性贫血（恶性贫血）；神经组织也可能受到影响而引起神经纤维变性，临床表现为进行性神经系统障碍。维生素 B_{12} 缺乏的常见症状有虚弱、厌食、体重下降、背痛、胸腹痛、四肢刺痛、行走困难和神经紊乱等。人体对维生素 B_{12} 的需要量很少，一般膳食中供给 $5 \sim 15\mu g$ 就能满足要求。母乳喂养的婴儿从母乳中得到 $0.2 \sim 0.8\mu g$ 就能够满足需要。世界卫生组织推荐孕妇每日摄入 $3.0\mu g$，乳母为 $2.5\mu g$。膳食中维生素 B_{12} 主要来自于畜禽肉类、鱼蛋奶类，其中动物内脏、牡蛎的含量较高。而植物性食物，如水果、蔬菜、谷类几乎不含有维生素 B_{12}；发酵的豆制品，如豆腐乳含维生素 B_{12} 很高。需要注意的是，有些孕妇属于素食主义者，完全不吃动物性食物，甚至牛奶、鸡蛋都不吃，就可能造成维生素 B_{12} 缺乏，此类孕妇应注意补充维生素制剂，防止不良后果的发生。

220. 叶酸如何预防胎儿发生先天性疾病？

1945年，科学证明治疗恶性贫血除了需要维生素 B_{12} 以外还需要

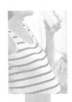

一种物质，因发现其存在于菠菜的叶子里，故命名为叶酸。叶酸的最重要功能是参与核酸代谢，在蛋白质合成以及细胞分裂生长过程中起着非常重要的作用，人体缺乏叶酸就会使红细胞成熟过程受阻，从而导致恶性贫血。缺乏叶酸的临床表现为巨幼红细胞性贫血、舌炎及胃肠功能紊乱。患者可出现衰弱、苍白、精神萎靡、健忘、失眠等症状，儿童缺乏叶酸还会导致生长不良。对于孕妇来说，叶酸具有重要的功能。如果妊娠早期缺乏叶酸，可能造成新生儿先天性神经管畸形，包括无脑儿及脊柱裂。无脑儿一般出生后短时间内即死亡，脊柱裂则造成终身残疾。故建议孕妇在妊娠前 1 个月到妊娠早期的 3 个月内，每天补充 400μg 叶酸，可以有效预防神经管畸形的发生。我国最新的研究表明，孕妇早期缺乏叶酸是儿童先天性疾病发生的原因之一，每天服用 400μg 叶酸可能降低 35.5% 的先天性心脏病发生率。

需要注意，叶酸不是越多越好，每天供给超过 1000μg 的叶酸可能导致癫痫发作。故每日口服叶酸应控制在 1000μg 以下。人体缺乏叶酸的可能原因很多，摄入量不足、消化吸收不良、需要增加、代谢紊乱和丢失过多都会造成叶酸缺乏。对孕妇来说，新陈代谢活跃，对叶酸的需要量剧增，酗酒、长期腹泻也可能导致吸收不良。食物来源的叶酸不只是存在于叶子里，而是广泛存在于各种动植物食品中，动物肝、肾和蛋类、鱼类、酵母、绿叶菜、坚果、大豆制品中都含有丰富的叶酸，而根茎类蔬菜、番茄、玉米、洋葱、猪肉等含量甚少。孕妇除了在妊娠早期需要额外补充叶酸外，一般只要多吃富含叶酸的食物就能满足需要。

 221. 维生素 C 是如何强身健体的？

维生素 C 可能是人们最常听说的维生素了，其是白色有酸味的物质，具有防治坏血病的功效，又被称为抗坏血酸。所谓坏血病是缺乏维生素 C 而引起全身性出血的一种疾病，成人坏血病典型表现为困倦、易疲劳、皮肤干燥、毛囊角化、毛囊周围出血，牙齿松动甚至脱落，皮下出血，出现紫斑，肌肉关节疼痛。严重者可能出现内脏出血、血尿、黑便，甚至死亡。随着人们对于维生素 C 功效的了解，近年来典型的坏血病已很罕见。只有非典型的潜伏性坏血病，其症状主要表现为容易困倦、疲劳、牙龈出血。人类缺乏合成维生素 C 的酶，必须由食物供给。维生素 C 在消化道中可以全部被吸收，但当摄入量过大超过 100mg，则吸收率下降，未被吸收的维生素 C 由尿液排出。抗坏血酸主要功能是对酶系统的保护、调节、促进催化的作用，同时是一种强抗氧化剂，在体内防止过氧化作用。在婴幼儿牙齿形成期缺乏维生素 C 可能导致不能正常形成牙质，牙齿容易损伤并产生龋齿。维生素 C 在体内还协助铁、钙的吸收，以及叶酸的利用。此外，维生素 C 在预防动脉粥样硬化、降低胆固醇中发挥重要作用。妊娠初期严重缺乏维生素 C 会导致流产。维生素 C 是人体需要量最大的一种维生素，成人每日供给 60mg，能够满足需要，孕妇在此基础上需要再增加 20mg，乳母需要增加 40mg。含维生素 C 最多的食物是新鲜蔬菜和水果。青菜、韭菜、菠菜、芹菜、花椰菜、柿椒等绿色蔬菜以及柑橘、山楂等水果都含有较高的维生素 C。红枣、酸枣、苋菜、猕猴桃、沙棘等含量更高，有的甚至 100g 中含量超过 100mg。

222. 维生素 D 是如何强身壮骨的？

维生素 D 主要包括维生素 D_2 和维生素 D_3 两种。人体皮肤中含有的 7-脱氢胆固醇经紫外光照射后可生成维生素 D_3，故多晒太阳，保证足够的紫外线照射，是维生素 D 的最好来源，即使膳食中没有足够的维生素 D，也不容易缺乏。维生素 D 能够促进膳食中钙磷的吸收和骨骼钙化，维生素 D 缺少可患佝偻病或骨软化病。妊娠期缺钙或维生素 D，可能导致婴幼儿患佝偻病而影响发育。孕妇、乳母对于维生素 D 的需要量大大增加，如果补充不足，很容易患骨质软化症，初期表现为腰背部、下肢不定期的疼痛，严重时为骨骼钙化不全引起的骨软化、皮质变薄、骨痛、容易发生骨折等现象。对于孕妇来说，单纯靠晒太阳获取维生素 D 是不够的，尤其是妊娠期在冬季的孕妇，需要注意饮食的补充，多选择含维生素 D 丰富的食物，如海鱼、动物肝、蛋黄等，以及强化了维生素 A、D 的鱼肝油、奶制品或钙制剂等，同时注意摄取充足的钙质。必要时可以在医生的指导下应用维生素 D 制剂进行治疗。

作为脂溶性维生素的一种，仍要注意防止维生素 D 过多导致中毒。由于缺乏营养知识或误听厂家的广告宣传，不遵医嘱过量服用甚至注射大剂量维生素 D 可能引起中毒，主要表现为低热、恶心、呕吐、多饮多尿、头痛嗜睡、生长缓慢、胎儿发育异常等，严重者可能导致肝、肾、心血管组织的钙化，带来严重后果。1 国际单位（U）维生素 D_3 相当于 $0.025\mu g$ 的纯维生素 D_3。我国规定妊娠期每日应摄入 $10\mu g$（400U）维生素 D。一般认为，长期每日摄入 2000U 的维生素 D 就可能导致中毒。

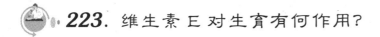

223. 维生素 E 对生育有何作用？

维生素 E 又称生育酚，因为最早发现其与精子的生成和繁殖能力有关，故此得名。近来的研究表明，维生素 E 的功能远不止此，维生素 E 是一种非常强的抗氧化剂，能够抑制脂肪酸的氧化，减少脂褐质（老年斑）的形成，并保护细胞免受自由基的损害，具有延缓衰老的作用。成人适当增加维生素 E 的摄入有利于维持健康。维生素 E 在光照及热、碱和铁等微量元素存在的情况下容易氧化。食物中的维生素 E 在一般烹调情况下，损伤不多，但在高温加热时常使其活性降低。自然界中广泛存在着多种维生素 E，其主要来源为植物油、豆油、菜籽油、芝麻油、玉米油等，含量为 $50\sim93mg/100g$；还有坚果类食物，如核桃、葵花子、南瓜子、松子、榛子等含量也很丰富，一般为

30mg/100g 左右；菌藻类食物，如发菜、猴头菇、木耳含量较多。动物类食品以蛋黄、蛤类、贝类含量较高，在 10mg/100g 以上。目前我国居民烹调用油主要以植物油为主，因此，不容易缺乏维生素 E，但对于孕产妇来说，应增加维生素 E 的摄入，建议每天在 10mg 左右。

 ### 224. 孕期如何补钙？

钙是人们最熟悉的一种矿物质，很多人都知道骨中有钙。钙也确实是构成骨骼、牙齿的重要成分，成人体内总共含钙 1200g 左右，其中 99% 都集中在骨骼和牙齿中，其余 1% 存在于软组织、细胞外液、细胞内液和血液中，统称为混溶钙池。其与骨骼中的钙保持动态平衡，骨中的钙不断从破骨细胞中释放出来进入钙池，钙池中的钙又不断沉积到成骨细胞中，从而使骨骼不断更新。虽然钙池中的钙仅占总量的 1%，却担负着生命中重要的生理功能，例如，心脏的正常搏动、神经肌肉的兴奋性传导，都必须有一定浓度钙离子的参与。如果血钙过低，神经肌肉兴奋性就增高，从而引起抽搐；血钙过高，就会抑制神经肌肉的兴奋性。此外，钙还参与凝血过程，以及维持细胞膜的正常功能。儿童缺钙可能患佝偻病、手足抽搐症、生长发育障碍等。成人缺钙就会发生骨质软化症、骨质疏松症。

为了维持胎儿骨骼的发育，妊娠期妇女和乳母对于钙的需要量大大增加，我国推荐孕妇在妊娠中期 4~6 个月时每日摄入 1000mg，妊娠 7~9 个月和乳母摄入 1500mg。食物中钙的来源以奶类及奶制品最好，奶类不但含钙量高且吸收率也高，是孕产妇和婴幼儿的最理想钙源。蛋黄和鱼贝类含钙也高，虾皮、海带、芝麻酱含钙量也很丰富，但由于其口味的特点使其难以摄入过多，故不作为补钙的主要方式。植物性来源豆类，蔬菜中也含有较高的钙量，但同时含有较高的植酸、草酸而利用率不高。因此，孕产妇应主要补充奶类及其制品或适当加服钙制剂。此外，为了促进钙吸收利用，还应多晒太阳或补充适量的维生素 D。

 225. 铁是如何为孕妇补血的？

　　铁在微量元素中的排名第一，是人体必需的微量元素中含量最多的一种，人体内总含铁量为 4～5g，其中 60%～70% 存在于血红蛋白中，参与氧气的转运、交换和组织呼吸过程，负责把氧气输送到身体的各个角落，并将组织细胞所产生的废物二氧化碳排出体外。膳食中铁摄入不足或损失过多时，可引起铁缺乏甚至缺铁性贫血。缺铁性贫血目前是全世界普遍存在的营养缺乏病，以女性最常见。因妊娠期对于血液和铁的需求量大大增加，而一般膳食难以满足生理需要，故孕妇更容易缺铁。患缺铁性贫血的孕妇常有食欲不振、烦躁不安、精神萎靡、疲乏无力、心慌气短、头晕、耳鸣、记忆力减退等症状。查体可以发现眼睑、口唇、指甲苍白，查血可以发现血红蛋白低于正常。

　　食物中的铁可以分为血红素铁和非血红素铁两大类。前者主要存在于动物性食品中，如动物肝、全血、肉类、鱼类，能够与血红蛋白直接结合，生物利用度高；后者主要存在于植物性食品中，如深绿色蔬菜、黑木耳、黑米等，必须经胃酸分解后，再还原成亚铁离子才能被吸收，而胃酸缺乏和很多膳食因素（草酸、植酸、膳食纤维）都会妨碍其吸收，生物利用率低，不是铁的良好来源。

　　妊娠期（特别是中、晚期），每天需要供给 24～48mg 铁，应每天保证吃 2～3 两动物类食物，每周都食用动物肝、血等含血红素铁多的食物。此外，维生素 C 也能够帮助铁的吸收利用，因此，需要多食含维生素 C 高的新鲜蔬菜、水果，必要时补充维生素 C 和亚铁制剂，以保证孕妇摄取足够的铁，预防妊娠期贫血。

226. 碘能影响胎儿的智力吗？

碘是人体必需的微量元素，成人体内碘的总量仅为 15~20mg，其中 70%~80% 存在于颈部的甲状腺中。碘在体内是合成甲状腺激素的重要原料，其功能也通过甲状腺素的生理作用来体现。当碘供给不足时合成甲状腺素的原料减少，也就影响其正常功能的发挥。长期缺碘，使甲状腺组织被迫代偿性增生，出现甲状腺肿大、结节形成、呼吸困难、性功能低下等症状，也就是民间常说的"大脖子病"的地方性甲状腺肿。如果妊娠期或哺乳期严重缺碘，导致新生儿克汀病，表现为出生后生长迟缓、身材矮小、智力低下甚至发生聋哑和痴呆，又称呆小病。食物和饮水中缺乏碘是引起地方性甲状腺肿的主要原因。在我国远离海洋的内陆山区的水土中含碘较低，甲状腺肿的发病率也较高。由于甲状腺肿严重危害人民健康，我国已经从 20 世纪 90 年代起开始统一要求在食盐中强化碘的含量，这一政策的执行已经有效地减少了本病症的发生。

由于孕产妇对碘的需要量增加，每日推荐摄入 175~200μg。碘的最重要食物来源是海产品。海带、紫菜、海鱼以及其他海产品中都含有很高的碘，孕妇、乳母应经常食用一定量的海产品，以预防妊娠期甲状腺肿的发生。而甲状腺功能亢进的孕妇需要限制含碘高食物的摄入，避免太多的原料加重病情。

 227. 锌能保证宝宝聪明伶俐吗？

锌是机体正常生长发育过程中必不可缺的微量元素，被人们给予"生命的火花"的荣誉。成人体内含锌 1.4~2.3g，几乎人体内所有的器官均含有锌。锌是许多金属酶的组成成分或酶的激活剂，大约有200 多种参与组织、核酸、蛋白质的合成及一系列生化反应的酶都与

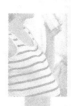

锌有关。缺锌就会使这些酶的活性下降，从而影响核酸、蛋白质的合成，导致胎儿生长发育迟缓并影响性器官的正常发育。一般说来，缺锌对正值生长发育期的儿童危害较大，当儿童缺锌时表现为食欲不振、味觉减退和异食癖（喜食泥土、粉笔、炉渣等）、生长迟缓，严重时可出现侏儒症。缺锌还会影响精子的形成，导致性幼稚。此外，缺锌还可能表现为伤口不易愈合、皮肤粗糙、机体抵抗力低下等症状。

由于孕妇对锌的需要量大，一般膳食难以满足，很容易缺锌。孕妇缺锌容易生出低体重儿，甚至出现胎儿畸形。预防缺锌的最好办法就是多食富含锌的食物。一般来说，高蛋白质的食物含锌都较高，瘦肉、蛋类、奶类等动物性食物均是锌的可靠来源，不但含锌多，其利用率也高。海产品也是锌的良好来源，其中以贝类（如牡蛎）含锌最高。植物类食物，如蘑菇、坚果类食物中也含有较多的锌。而精白米面、蔬菜、水果等则含锌量少，并且利用也差。故提醒以素食为主的孕妇，应注意补充锌。产妇的初乳中含锌很高，且利用率比牛奶高，因此，提倡母乳喂养，对预防婴幼儿缺锌很有帮助。食物补锌很少导致锌中毒，但是以锌制剂药物或保健品补锌时，就要防止锌摄入过多而发生中毒。只有存在明显的缺锌症状、且在医生指导下才能服用锌制剂，切勿乱服滥用。我国推荐孕妇和乳母每日膳食供给量为20mg。

228. 孕妇需要多喝水吗？

水是人体赖以维持基本生命活动的必要物质，人对水的需要仅次于氧气。水是人体的构成成分，在人体所有成分中水的含量最多，约占体重的2/3。俗话说，"人无粮不会死，无水却能渴死"是有道理的。一个人短期不吃饭，只要能喝到水，即使体重减轻40%，也不至于死亡。但如果几天喝不上水，机体失水6%以上，就会感到乏力、无尿，失水达20%人就会死亡。因此，水是生命之源，也是人类必需

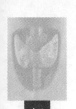

的七大营养素之一。水是良好的溶剂，有利于营养素在体内的吸收和运输，并能及时地将代谢产物排出体外。水也有利于血液循环和调节体温。暑期妊娠，往往气温比体温还高，人大量出汗，使水分蒸发，并有助于降低体温。冬天妊娠时，由于水的潜热较大，外界体温变化也不会影响体温恒定。当人体缺水时，消化液的分泌减少，引起食欲不振、精神不爽和疲乏无力。

一般来说，成人每日约需2500ml水，其中约有1200ml来自于饮水，1000ml来自于食物中的水（如蔬菜、水果、米饭、馒头、肉类、豆类、奶类等中都含有一定量的水），其余300ml水来自于体内代谢产生的水。妊娠期用水应随气温、身体状况、劳动强度有所调整，例如，夏季或活动量较大，需水量可达4000ml，不要等到口渴时才想起喝水，应每天保证充足的水量。目前许多孕妇认为喝果汁或饮料比白开水更有营养，其实是错误的。很多果汁中含有大量的糖和色素，太多反而有害。水就是最好、最实用的健康饮料。只有当妊娠期合并慢性肾功能衰竭或心功能不全时，才应根据医生的建议适量饮水，防止体内存水过多而加重机体负担。当然也要注意饮水卫生，需要防止饮用水中可能超标的氟、氯、汞、砷等对人体造成的危害。

229. 孕妇应如何摄入膳食纤维？

随着人民生活水平的提高，我国一些经济发达地区已经出现膳食中粮食逐渐减少而肉食越来越多的现象，很多家庭的孕妇都不再接触粗粮，仿佛过了好生活就不应当再吃这些贫穷时才吃的食品。其实这种习惯不利于人体的健康。孕妇由于胃酸分泌下降减少、体力活动减少，使胃肠蠕动缓慢，且胎儿的逐渐长大，膨大的子宫压迫肠蠕动，使孕妇容易发生肠胀气或便秘。分娩后的产妇常需卧床休息，胃肠蠕动减慢也容易发生便秘，适量地补充膳食纤维能够有效促进肠蠕动，并有较强的吸水性，软化粪便，减少粪便在肠道停留的时间，而达到

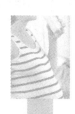

缓解便秘、解除痛苦的目的。

需要说明的是，膳食纤维虽然有多项保健功能，却不是多多益善，如果摄入过多会引起腹部胀气、排便次数增多、粪便量增加等不适。即使过多食用不粗糙的果胶、魔芋也易引起胃肠反应。还有研究指出，长期食用过多的膳食纤维，可能使钙、镁、铁等矿物质的排出量增多，也会影响一些维生素，如胡萝卜素、尼克酸、维生素 B_6、维生素 B_{12}、叶酸等的利用。而且由于其能量低、所占体积大、易于饱腹而限制了对身体有益的蛋白质、脂肪、碳水化合物等营养素的摄取，使身体得不到充足的能量，而影响胎儿的发育。因此，对于膳食纤维应当趋利避害，适量食入。其实只要保证平衡膳食，粗细杂粮合理搭配，多吃蔬菜、水果，适当选用藻类、菌类等食物很容易满足生理需要。我国推荐成人每日食入膳食纤维 25～30g。

230. 妊娠早期应如何补充营养？

妊娠早期的膳食营养强调营养全面、合理搭配，避免营养不良或过剩。

（1）合理全面的营养：提供胚胎各器官发育需要的各种营养素，同时还应考虑"早孕反应"的特点，适合孕妇的口味。

（2）保证优质蛋白质的供应：妊娠早期胚胎的生长发育、母体组织的增大均需要蛋白质，此时是胚胎发育的关键时期，缺乏蛋白质、氨基酸或供给不足能引起胎儿生长缓慢，甚至造成畸形。同时早期胚胎不能自身合成氨基酸，必须由母体供给，因此，膳食中应提供充足的优质蛋白质，每天不少于 40g，才能满足母体需要。如果不愿食动物性食物，可以补充奶类、蛋类、豆类、坚果类食物。

（3）适当增加能量的摄入：胎盘需要将一部分能量以糖原形式贮存，随后以葡萄糖的形式释放到血液循环，供胎儿使用。胎儿能够利用的能量也主要以葡萄糖为主，母亲应适当增加碳水化合物的入量，保证胎儿的能量需要。每天至少食入 150g 以上的碳水化合物，以免因饥饿而使体内血液中的酮体蓄积，被胎儿吸收后，对大脑的发育将产生不良影响。脂肪用量也不能过低，防止脂溶性维生素不能被吸收。

（4）确保无机盐、维生素的供给：为了补充足够的钙质，应多进食牛奶及奶制品，不喜欢喝牛奶的人可以用酸奶、奶酪或不含乳糖的奶粉等代替。呕吐严重者应多食蔬菜、水果等碱性食物，以防止发生酸中毒。

（5）应注意少量多餐，食物烹调清淡，避免食用过多油腻和刺激性强的食物。

231. 妊娠中期营养应做些什么？

妊娠中期时孕妇的身体发生了一系列的变化，一方面体重迅速增加，另一方面胎儿也增长迅速，一些组织器官还在继续分化，已经分化的器官则要在形态完善之后，进行功能的完善。妊娠反应减轻，食欲增加，母体单纯凭借"吃饭"就能满足营养的需求。这一阶段，孕妇开始能够感到胎动，胎儿可分辨男女。为了适应胎儿的增长，母体发生了适应性变化。子宫的体积逐渐扩大，乳腺增生迅速，血容量扩充，肾排泄功能加速，部分营养素可随尿液丢失。孕妇可因雌激素的影响而容易缺乏维生素 C，出现齿龈出血、肿胀、疼痛、出血等症状。在妊娠中期，每周体重大约增长 0.4kg，应依靠增加膳食中蛋白质、碳水化合物、脂肪的量，达到理想的体重并保证增长。此外，胎儿组织中钙、磷、钾、镁、锌等都在不断地储存，增加这些营养素的摄入是很重要的。其膳食营养应增加各种营养素摄入量，尽量满足胎儿迅速生长以及母体营养素贮存的需要，避免发生营养不良或缺乏，以免给胎儿生长发育和母体健康带来不利。

232. 妊娠中期的膳食要求有哪些？

（1）增加能量：由于妊娠中期基础代谢加强，对糖的利用增加，应在妊娠前基础上增加200kcal能量（0.8MJ），每天主食摄入量应达到或高于400g（8两），并且精细粮与粗杂粮搭配食用。能量增加的程度可视孕妇体重的增长情况、劳动强度进行制订。

（2）保证优质足量的蛋白质：为了满足母体和胎儿组织增长的需要，并为分娩消耗及产后乳汁分泌进行适当储备，应增加蛋白质摄入量，每天比妊娠早期多15～25g蛋白质。动物蛋白质占全部蛋白质的一半以上。

（3）保证适宜的脂肪供给：脂肪开始在腹壁、背部、大腿等部位存积，为分娩和产后哺乳作必要的能量贮存。孕妇应适当增加植物油的量，也可适当选食花生、核桃、芝麻等含必需脂肪酸量较高的食物。

（4）多食无机盐和微量元素：妊娠中期是孕妇血容量增加速度最快的时期，容易形成妊娠贫血，应当多吃含铁丰富的食物，补充动物血液、肉类、肝等血红素铁，同时补充维生素C也能增加铁的吸收；孕妇从妊娠中期开始加速钙的吸收和体内钙的贮存，应多吃含钙丰富的食物，补充奶类及奶制品、豆制品、鱼、虾等食物；妊娠中期对碘的需要量增加，应多吃含碘的食物，及时补充各种海带、紫菜、海产品。

（5）增加维生素的摄入量：妊娠中期对叶酸、维生素 B_{12}、维生素 B_6、维生素C以及其他B族维生素的需要量增加，应增加食物的摄入。这要求妊娠中期选食米、面并搭配杂粮，保证孕妇摄入足够的能量和避免硫胺素摄入不足，同时应注意合理烹调加工，少食多餐，每日4～5餐以满足孕妇和胎儿的要求。

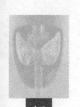

233. 应如何做好妊娠晚期营养 "冲刺"？

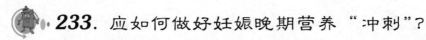

妊娠晚期胎儿生长迅速，细胞体积迅速增加，大脑的增长达到高峰，表现为大脑皮层增殖和髓鞘化迅速。肺部迅速发育，以适应产后血氧交换功能。皮下脂肪大量堆积，胎儿体重猛增，每月体重增加为700~1000g，营养对于胎儿的影响较前两妊娠期更为重要。妊娠期的母体也发生了适应性变化。妊娠晚期增大的子宫可能会产生压迫症状而引起母体的不适，如 "烧心"、便秘以及胃容量减少，出现饱胀等症状。在妊娠 32~36 周，血容量增长达到高峰，血液脂质水平增加。由于孕酮及雌激素的作用，基础代谢率进一步增加，致使有些孕妇在妊娠晚期表现为水钠潴留出现轻度高血压、水肿、蛋白尿。此外，过多雌激素的作用使甲状腺素分泌进一步增加。同时妊娠晚期胎儿生长迅速，对能量需要达到最高峰，胎盘分泌的激素进一步增高，对母体胰岛素产生拮抗作用，使更多的血糖能够为胎儿所利用。妊娠晚期营养摄入不足尤其是蛋白质和能量的摄入不足会影响胎儿正常发育，并可能产生严重的后果。母体营养不良或营养素储备过少，还可能影响分娩过程，导致产程延长。

结合妊娠晚期的营养特点，应在妊娠中期饮食的基础上，进行相应的调整。

（1）应增加蛋白质的摄入：此期是蛋白质在体内储存相对多的时期，其中胎儿约存留 170g，母体存留约为 375g，故要求孕妇膳食蛋白质供给比未妊娠时增加 25g，应多摄入动物性食物和大豆类食物。

（2）应供给充足的必需脂肪酸，此期是胎儿大脑细胞增殖的高峰，需要提供充足的必需脂肪酸，如花生四烯酸，以满足大脑发育所需，多食海鱼可利于 DHA 的供给。

（3）增加钙和铁的摄入：胎儿体内的钙一半以上是在妊娠后期贮存的，孕妇应每日摄入 1500mg 钙，同时补充适量的维生素 D。胎儿

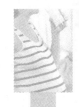

的肝脏在此期以每天 5mg 的速度贮存铁，直至出生时达到 300～400mg 的铁质，孕妇应每天摄入铁达到 28mg，且应多摄入来自于动物性食品的血色素型的铁。孕妇应经常摄取奶类、鱼和豆制品，最好将小鱼炸或用醋酥后连骨吃，饮用排骨汤。虾皮含钙丰富，汤中可放入少许；动物肝和血液含铁量很高，利用率高，应经常选用。

（4）摄入充足的维生素：妊娠晚期需要充足的水溶性维生素，尤其是硫胺素，如果缺乏则容易引起呕吐、倦怠，并在分娩时子宫收缩乏力，导致产程延缓。

（5）能量，其供给量与妊娠中期相同，不需要补充过多，尤其在妊娠晚期最后 1 个月，要适当限制饱和脂肪和碳水化合物的摄入，以免胎儿过大，影响顺利分娩。

234. 妊娠期营养应如何与运动锻炼密切配合？

孕妇在妊娠期应当增加营养，注意休息，减少工作强度对胎儿的发育有益。但有些孕妇格外重视"自身健康"。为了养好身体，每天除了吃就是睡，任何家务劳动都不参与，怕动了"胎气"。其实过分的休息，加上营养过度，对胎儿不利。提倡在加强营养的同时，进行适当的体育锻炼，主要是进行一些体操运动。适当的体育锻炼既能促进机体的新陈代谢、加速血液循环、增强孕妇的心肺功能，也能帮助孕妇更好地消化并增进全身肌肉的力量。由于摄入了较高的能量，很容易超过身体的需要，导致脂肪过多存积，尤其是贮存在小腹、臀部、大腿处，食入的营养全转化为脂肪导致母亲体重增加过多。通过适量的运动锻炼，能够有效控制腰围与臀围的增大，有利于产妇体形的恢复。产科大夫最常抱怨的是现在的产妇产力太差，很多人不能耐受分娩的痛苦，导致产程延长，最终必须采用剖宫产等手段。究其原因，与妇女常坐少动有关。从妊娠早期开始，孕妇就该学做一些保健操。刚开始练习时，不习惯体操的孕妇可能会感觉累，但可以逐渐增加运动量。此外，饭后的定时散步也有益健康。活动量可以根据自己的体力决定，即使到了妊娠晚期也应有少量的活动。整个妊娠期间，如果能坚持不懈，即使营养过剩，也不会加入肥胖症的行列，而且使全身肌肉有力，分娩时就可以应付自如，因此，适当运动能够使孕妇受益。

235. 孕妇进补应注意什么？

从得知妊娠的那一刻起，孕妇就开始与补品为伍了。家人、朋友都会买大量的补品、保健品表示关怀。面对琳琅满目的补品，孕妇应注意学会选择，因为不恰当地进补，非但无益反而有害于健康，真可谓"费力不讨好"。

总的来说，妊娠期进补应注意缺什么补什么。首先应了解妊娠期对各种营养素的需求，主要是对能量、蛋白质、脂肪、微量元素和维生素的需要量增加。然而目前市场上多数补品并不以补充蛋白质、维生素为主。孕妇应全面了解补品的有效成分，属于补血的、补铁的、补钙的还是补充维生素的，再进行有针对性的补充。应注意的是人参、桂圆之类的补品，其实对孕妇和胎儿弊多利少。从中医角度说，妊娠期母体处于阴血偏虚、阳气相对偏盛的状态，而人参属于大补元气的营养品，如果孕妇长期大量食用，可能加重阴虚火旺，很多人表现为兴奋激动、躁狂、血压升高等不良反应。此外，服用人参过多可产生抗利尿作用，易引起水肿，可能加重妊娠呕吐、水肿和高血压，甚至可能导致流产。从胎儿的角度来看，对人参的耐受性很低，母亲吃太多人参可能会导致死胎。鹿茸、鹿角胶、胎盘等食品都应避免。孕妇补充脂溶性维生素时应注意不要过量，过多的鱼肝油、维生素 D 等都会引起食欲减退、毛发脱落、维生素 C 代谢障碍等，如果需要补充也一定要在医生指导下进行。

236. 如何正确选择孕期保健食品?

现代社会中，人们对生活质量的要求日益提高，希望有一个良好的身体、聪明的头脑，能够有一个健康的宝宝。因此，对食物的要求已经不满足于饱腹，更期望在摄取食物的同时，获得长寿和健康的保证。按照此需求，市场上出现了保健食品。1996年我国卫生部颁发的《保健食品管理办法》中定义保健食品为具有特定保健功能的食品，即适用于特定人群食用、具有调节机体功能、不以治疗疾病为目的的食品。根据这一定义，保健食品可能具有增智益脑，抗衰老、免疫调节等功效，并且适用于特定的人群。值得注意的是，保健食品起不到药效作用，不能以治疗疾病为目的。故孕妇选择保健食品时，一定注意选择适合自己在妊娠期用的补品。对于一些抗辐射、降血脂、减肥、降糖的保健食品吃之无益。不要随便听信不负责任的广告宣传，期望一种能解决所有问题的保健品，也不要相信所有的保健品绝对无毒无害。选购时应首先认真阅读产品说明，并尽量先尝试一下，根据自己身体条件，寻找适合自己口味的产品；其次必须注意食品的卫生质量，如包装是否完整，生产日期是否接近保质期，有无生虫、霉变等。为了方便消费者能够选择有质量保证的保健品，我国卫生部依次审批了一系列保健品，并给它们戴上"蓝帽子"标志。孕妇可以根据以上提供的线索合理选用保健食品，掌握"缺什么就补什么"的原则。

 237. 孕妈妈偏食对宝宝有何坏处?

有些孕妇在妊娠前就有偏食的习惯，等到妊娠后就更加"变本加厉"，往往只食自己喜欢的食物，并认为只要多吃就是有营养了，其实偏食和不合理的营养都会影响胎儿的正常生长发育。一些孕妇在妊娠前就为了保持体形而很少摄入主食，认为主食是体形发胖的主要原因，但是主食能补充妊娠期需要的大部分能量和 B 族维生素、膳食纤维等，孕妇不吃主食会使母体严重缺乏能量导致胎儿停止发育。也有些孕妇为了保障胎儿的营养而摄入大量的动物性食物，每餐都超量，烹调时用很多油脂，超过身体的需要而存积为脂肪，结果孕妇超重，胎儿却营养不良。也有孕妇每日与蔬菜水果为伴，不吃其他食物，结果能量和蛋白质入量均缺乏，胎儿生长缓慢。根据目前流行的说法，很多孕妇每天吃大量的坚果类食物，希望补充必需脂肪酸和优质蛋白质有助于胎儿大脑的发育，甚至说核桃的形状像大脑，多吃就能补脑，其实妊娠期对必需脂肪酸的需要只比正常人略高，而普通的烹调用植物油就能满足这一需要，过多的坚果类食物含有极高的能量和脂肪量，会影响其他营养素的吸收。故要求孕妇认真学习营养知识，调整妊娠期饮食结构，努力做到接近平衡膳食，才能确保母婴平安。

238. 梦见什么食品就是缺什么吗？

在孕妇中经常有一种说法："如果晚上做梦，梦见什么食物就说明身体已经缺乏某种营养了，需要赶快吃这种食物。"从科学角度来说，这种想法是很荒谬的。梦本来是大脑皮层在睡眠中保持兴奋活动的一种表现，或许是白天看到或听到、想到某种食物，在大脑皮层留下了印象而在夜间重现，不是梦见某种食物就缺乏其营养素。有的孕妇可能因为受到某些古老传说的影响，梦见花生、红枣，就大量进食，结果导致营养过剩而发生肥胖。还有最常说的所谓"酸儿辣女"，让很多孕妇吃很多酸味的或辣味的食物，长期的条件反射，也可能梦有所现。因此，孕妇需要按照平衡膳食方式安排饮食，不应考虑梦中的食品。

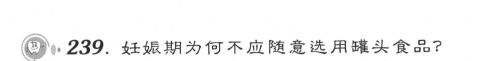

239. 妊娠期为何不应随意选用罐头食品？

很多孕妇为了图方便，每天吃些罐头或方便面。她们的理由也简单，方便面带来能量，罐头有鱼有肉、有水果有蔬菜，应有尽有。但是从健康角度来说，过多的罐头食品对孕妇并无好处。罐头类食品在生产过程中，为了使色佳味美，加入了一定量的食品添加剂，如人工合成色素、香精、甜味剂等。另外，为了延长食物的保存期，几乎所有的罐头食品均加入防腐剂，这些物质一般都在国家卫生防疫部门制订的标准范围内，对人体的健康影响有限，但是如果过多食用也会在体内蓄积，带来各种不良反应，对孕妇尤其是胎儿的发育非常不利。在胎儿器官的形成阶段，各器官对一些有毒的化学物质的解毒功能还未健全，所以很容易受到伤害。同时，母体摄入较多防腐剂后，体内各种代谢过程和酶的活性都会受到影响，从而波及胎儿。从营养学角度来看，罐头食品在生产过程中经过高热、蒸煮、杀菌工序，使这类食品，尤其是水果、蔬菜类罐头的营养成分有很大损失。很多罐头中都加入了很多盐类，防止腐烂，在妊娠后期可能会加重水肿。因此，孕妇在补充营养时，还是用新鲜天然食品来补充营养素为好。

240. 如何选择市场上的孕妇专用奶粉？

为了让孕妇更容易获得理想的营养，商家也不断推陈出新，设计出多种孕妇专用的奶粉。应如何看待这些孕妇奶粉呢？所谓孕妇奶粉是针对孕妇的生理特点，为促进胎儿的正常发育，满足孕妇和胎儿所需营养而特别配制的奶粉。面对各种品牌、各具特色的孕妇奶粉，消费者往往无所适从。首先需要了解各种品牌的特点，有的奶粉是含脂肪较低或几乎不含；有的不含乳糖，很少有胃肠道反应；有的强化了普通奶粉所没有的而胎儿发育急需的叶酸；有的提供了亚油酸、亚麻酸等必需脂肪酸或 DHA；多数孕妇奶粉都提供了充足的微量元素，如铁、锌、铜等，还提供了充足的钙、磷，孕妇选择奶粉时必须注意营养的均衡；其次孕妇还要照顾自己的口味，在妊娠反应较重期，有些孕妇对口味非常敏感，酷爱某些口味，又反感某些口味，因此不应只看广告宣传，要根据口味选择产品。还有就是喝孕妇奶粉的时机，虽然称为孕妇奶粉，但是应在妊娠前几个月就开始补充，为漫长的妊娠期打下基础。最后是奶粉的每天用量。孕妇食入奶粉并非越多越好，为了保证均衡的营养，每天喝 1~2 杯，配合均衡的营养，就能够达到充足营养的目的。尤其是甲状腺疾病的孕妇应该注意产品标识，关注碘的摄取不要超过标准。

241. 如何安全地在外出进餐时科学选食？

有些孕妇不愿意在家中补充营养，更看中外面饭店的山珍海味，其实外面的饮食虽然很贵却未必有充足的营养。饭馆里的饭菜往往以动物类食品为主，即使是吃主食和蔬菜，也会加用很多油脂和食盐。因此，建议一天只在外面吃一餐，而用其他两餐膳食补充营养素的不均衡。外面吃饭时，如果只是吃面条类食品，有可能造成优质蛋白质的缺乏，最好再配合一点鸡蛋、肉丝以及青菜类为好。饭店中的菜肴最容易缺乏的就是蔬菜及豆类食物，用餐时注意加些豆腐、青菜或水果沙拉等。在外面吃饭尤其要注意脂肪和盐分不要摄入太多，尤其是在吃西餐或者快餐食品时，会使用过多的烹调油而造成脂肪摄取过多。至于面类的汤内，可能会加许多盐分，因此吃面时最好少喝汤。吃猪排或牛排时，尽量不要加用太多的调味品，防止酱油摄入过量。此外，外出进餐尤其要注意饮食卫生，任何一次胃肠炎，对腹中的胎儿都可能是致命的打击。

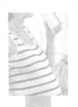

 242. 孕妇为何不能喝太多含咖啡因的饮料？

随着现代生活的发展，咖啡因其良好的口味而成为一些妇女喜爱的饮品。对正常人来说，喝杯咖啡能够提神醒脑，减轻疲劳。但是长期过量饮用咖啡，对人体非常不利。首先，咖啡有一定的成瘾性，多数嗜好者会患有失眠症。其次，咖啡有一定的刺激作用，可能使心跳加快，血压升高。咖啡中含有的咖啡碱会破坏维生素 B_1，可能导致维生素的缺乏，病情较轻的表现为烦躁、容易疲劳、记忆力减退、食欲下降和便秘等，严重者可发生神经组织损害（多发性神经炎）、心脏损害（心脏扩大、心跳减慢）、肌肉组织损害（萎缩）及水肿。咖啡还会增加尿钙的排出，增加骨质丢失。对孕妇来说，超量咖啡的害处更多，并可能危及子代。国外的研究表明，每日饮用较多的咖啡将导致胎儿发育不良，甚至发生畸形。学者们提醒孕妇在整个妊娠期，尤其是妊娠早期，最好不喝咖啡。孕妇可以通过多呼吸新鲜空气，多选择高蛋白质食品，多进行体育锻炼来保证自己的精力充沛。值得注意的是，并非只有咖啡才含有咖啡因，目前市场上、商店里五花八门的饮料、饮品中均含有咖啡因，如很多可乐、可可饮料等，过浓的茶也含有类似咖啡因的物质，因此奉劝喜爱咖啡、可乐、浓茶的人们，为了后代的健康，应暂时忍耐，选用白开水。

243. 如何慎防药物对母婴的不良影响？

几乎所有的孕妇都知道在妊娠期不能吃药，药物会导致胎儿发育异常甚至畸形。但是营养与药物之间的相互作用就知之甚少。有些孕妇在妊娠期可能会发生一些异常情况，如胎儿过大或过小、孕妇贫血、胎位不正等，她们往往未经医生的指导，去寻找所谓"偏方或特效"，也有些人受广告宣传，迷信营养补品无毒无害，吃了总比不吃

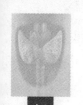

强。其实不恰当的药品或补品很可能造成营养失调。例如，有些人因早孕反应胃部不适而吃些氢氧化铝来中和胃酸，由于铝在肠道会影响钙磷的吸收，如果大量服用可能导致骨质软化。孕妇发生便秘时服用液体石蜡帮助排便，可能导致脂溶性维生素和胡萝卜素也随粪便排出体外，肠蠕动加快还会减少小肠对营养物质的吸收。有些药物的结果与某些维生素的结构类似，在代谢过程中往往以假乱真，使叶酸、维生素 B_6、维生素 K 等无法发挥作用，或使其在体内耗竭，发生相应的缺乏，对胎儿发育不利。还有些药物服用后可能引起恶心、呕吐、味觉异常，而减少食量，使营养素摄入不足。值得注意的是，一些中药并非真的绝对无毒，所谓"是药三分毒"并非单指西药，同时也包括中药在内。中药中用于疏通利水的木通、质朴等，很小剂量就可能发生肾功能损害。总之，药物对营养的影响主要表现在影响营养物质的摄入、吸收、妨碍其代谢，加速其流失，降低其利用，干扰其合成，从而引起营养缺乏。因此，在妊娠期应多了解一些营养知识，注意饮食平衡，坚持体力活动，增强抗病能力，保持身心健康。如果需要用药，不应有思想顾虑，在医生的指导下适量应用。对于加重营养素丢失的药物，应在膳食中强化这些营养素。

244. 妊娠合并甲亢时如何进行饮食安排？

（1）甲亢是一种高代谢性疾病，对能量和营养物质的需要都高于正常人，因此，在饮食中应给予充足的营养。必须提供充足的能量，以防止体重下降，每日能量摄入应比正常孕妇高 15%～50%，可达到 2500～3500kcal。

（2）甲亢期间极容易出现负氮平衡，必须增加蛋白质的摄入，每日摄入 100g 甚至更高的蛋白质。碳水化合物和脂肪能够提供所需的能量并且节约蛋白质，使其发挥特有的生理功能。

（3）充足的维生素和矿物质可以改善机体代谢，尤其是 B 族维生素和维生素 C，需要在饮食供给的基础上额外进行药剂补充。甲亢还会增加钙、铁的流失，应在饮食中补充。对于食物中碘的摄入量，目前尚无统一的标准，一般认为可摄入适量的碘，普通食物、加碘盐都可选用，但含碘极高的海带、紫菜、海产品等食物则应限制食用。

（4）为了保证孕妇营养充足，采用少量多餐的方式更有利于营养的摄入和吸收，每天 5~6 餐，每餐都给予一定比例的蛋白质、脂肪、碳水化合物，并配合新鲜的水果、蔬菜。对于一些刺激性强的浓茶、咖啡、烟酒应禁用。

 ## 245. 甲亢孕妇需要吃碘盐吗？

制造甲状腺激素的原料是碘和酪氨酸，身体内酪氨酸是足够的，碘元素主要由海产品提供。碘是人体必需的微量元素，如果摄入不足，甲状腺激素合成不足，轻者引起甲状腺肿大，重者发生甲状腺功能减低。孕妇需要比非孕妇摄入更多的碘，若碘营养不足，可能造成胎儿甲状腺功能减低或亚临床甲状腺功能减低，轻者引起胎儿神经运动发育障碍，重者引起胎儿智障、痴呆、聋哑等严重后果。

世界卫生组织（WHO）建议孕妇碘摄入量比非孕妇增加 50μg/d。

任何人都离不开碘，即使甲亢患者仍然离不开碘营养。加碘盐内含碘量是基本需要量，加上饮食碘，一般不会超量，不会对妊娠造成损害，而胎儿碘营养不足所造成的不良影响是不可逆的。所以说，妇女在妊娠和哺乳期，尤其在妊娠中晚期和哺乳期需要比一般人补充更多的碘。

246. 妊娠合并甲状腺功能减退症时如何安排饮食?

育龄期妇女多是在患亚急性甲状腺炎或者慢性淋巴性甲状腺炎后而发生甲状腺功能减退症（简称甲低），也有妊娠前就患有原发性甲低。因甲状腺素减少而发生机体各系统功能减低和代谢减慢，如果治疗不佳将严重影响母婴的安全。在妊娠期仍要坚持服用甲状腺片治疗，保证体内充足的甲状腺激素，维持正常的新陈代谢。定期检查甲状腺功能，根据妊娠期进展的情况及时调整用药。

某些蔬菜及药物有促甲状腺肿的作用，如卷心菜、白菜、油菜、木薯、核桃等食物应注意避免。营养治疗的目的是补充一定量碘，保证蛋白质供给，改善和纠正甲状腺功能。补充碘盐同时定期摄入含碘高的食物，如海带、紫菜、海产品等。甲低时因小肠黏膜更新速度减慢，消化液分泌腺体也受到影响而导致代谢酶的活性下降，引起白蛋白浓度降低。每天摄入蛋白质不低于100g，以优质蛋白质为主，以维持人体蛋白质平衡。甲低病人往往伴有高脂血症，应适当限制脂肪摄入，每天脂肪供能量在25%以下，并限制富含胆固醇的食物。有贫血者应安排富含铁质的饮食，同时补充维生素 B_{12}，如定期摄入动物肝等，必要时还应供给富含叶酸的食物或药物。分娩后仍应摄入充足的营养，以保证母婴健康。

247. 甲减的孕妇应该如何补碘?

孕妇由于机体循环血量增加、胎盘激素水平变化使甲状腺激素结合增加需要甲状腺摄取更多的碘来合成更多的甲状腺激素以维持正常生理状态。此外，胎儿在妊娠中期已经具备合成甲状腺激素的能力，因此，也需要母亲提供足够的碘。即使母亲服用甲状腺激素以保证循

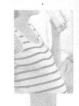

环的甲状腺功能，胎儿发育仍然需要碘的参与，如果母体得不到足够的碘就会影响胎儿健康。孕妇需要日常补充加碘盐，适量补充富含碘的食物（如海带、紫菜），每周1~2次。应注意，海带含碘很高，长期大量服用可能使甲状腺质地变硬，容易误诊为甲状腺肿瘤。

248. 桥本甲状腺炎的孕妇能吃加碘盐吗？

很多桥本甲状腺炎的患者被医生要求避免吃高碘的食物和药物，但是能否吃含碘盐呢？可以肯定的是，能吃含碘盐，也要求吃含碘盐。碘主要存在于海洋中，而在陆地、高山等远离海洋的地区，土壤中含碘量很低，孕妇容易发生碘缺乏病，所以食盐加碘是我国预防碘缺乏病的重要公共卫生措施。要求孕妇避免高碘食物和药物，并不等同于不需要含碘食物，相反，如果碘摄入不足，造成甲状腺激素合成不足，则容易发生甲状腺肿。目前我国供应的碘盐中含碘很少，能够保证基本碘需要量，只要摄取食盐合理，不会引起碘过量。为了防止缺碘，桥本甲状腺炎的患者，尤其是准备妊娠、已经妊娠或正在哺乳的患者，碘盐是必不可缺的。

249. 妊娠剧吐时应怎样保证营养？

一般说来，只要妊娠都会有妊娠反应。但有的孕妇表现为频繁的呕吐、厌食，甚至单纯喝水也会呕吐，一连几天就可能导致脱水、电解质紊乱，因能量摄入不足而动用体内脂肪氧化来供给能量，又容易发生酮症酸中毒，称为妊娠剧吐。此病与胎盘分泌较高的绒毛膜促性腺激素（hCG）有关，也与精神过度紧张、心理作用有关。此类孕妇应重在预防，在妊娠前就加强营养，保证精神放松，补充维生素 B_1、维生素 B_6、维生素 C。对于症状较轻者应多予精神鼓励并尽量给予孕妇喜欢吃的、易消化的食物。少量多餐，清淡为主，避免让其闻到烹调食物的味道。鼓励孕妇每天至少食入 180g 碳水化合物（约主食 240g），以免发生酮症，吃烤面包、烤馒头片等食物，有助于减少呕吐。采用流食的方式，让患者尽量经口摄入少量食物，但不要为了满足营养需要量而强制孕妇进食。如果完全不能进食，也必须补充一些水分，可食用果汁、水果、牛奶、菜汤等食品，既补充水分又能够补充因呕吐丢失的钾。妊娠剧吐者对气味相当敏感，即使是酱油汤、油味、鱼腥味、鸡蛋味也会引起呕吐，应让孕妇远离厨房。冷食的气味较小，有助于抑制胃肠的蠕动。给予孕妇酸奶、冷饮、冰冻山楂水等均能够减少呕吐。此外，便秘也会加重腹胀、呕吐，多食用新鲜蔬菜、水果、薯类有助于排便。对于任何食物都无法经口进食的孕妇，应尽早考虑给予鼻饲喂养或肠外营养支持来补充营养。

250. 如何用合理营养防治妊娠合并贫血？

贫血是妊娠常见的并发症，因妊娠期血浆量增加但血液内容物（如血细胞数目）增长较少，故容易出现贫血。妊娠期贫血以缺铁性贫血最为常见，我国统计妊娠合并贫血的发病率为 10%~20%。贫血对妊娠妇女、胎儿均有不良影响。因贫血导致子宫缺血容易发生妊娠高血压综合征，严重贫血者容易患产褥感染，早产、死产的发生率均高于正常孕妇，新生儿体内储铁过少，可能在 1~2 岁发生贫血。WHO 制订的贫血标准为血红蛋白低于 110g/L。由于铁在血液形成过程中的重要作用，补铁成为最主要的干预手段。妊娠过程中应多吃含铁、优质蛋白质及含维生素 C 高的食物。铁在食物中广泛存在，但以动物类食品的血红素铁吸收更好，应每天补充瘦肉（牛肉、羊肉、猪肉）、蛋类、奶类，每周 2~3 次动物肝，此外，黑木耳和海带也是含铁很丰富的食品。对于产前就有贫血的孕妇，每天摄入 20mg 以上的铁是比较困难的，应口服铁剂，如硫酸亚铁。除了保证铁的摄入量充足外，更应注意保证铁的良好吸收。铁在十二指肠吸收，并且需要一定的酸性环境，如果胃酸偏低就会影响吸收，应给病人提供适量的酸味食物或者配合维生素 C。新鲜蔬菜、水果里含有大量的维生素 C，并且能将食品中氧化型铁转变为还原型铁，更易于吸收。摄入充足的优质蛋白质，不但有一定的造血效果，而且有提高铁吸收率的作用。对于严重的贫血患者，血红蛋白低于 60g/L 而且接近临产期的孕妇，可给予输血治疗。

251. 合并妊娠糖尿病时应如何防止高血糖对身体的危害？

妊娠糖尿病（GDM）是在妊娠期间出现的糖尿病或糖耐量低减。随着我国生活水平的提高，其患病率也在逐年提高，目前已达到1%～3%。妊娠期间血糖控制的好坏直接关系到孕妇和胎儿的安全。糖尿病控制不良容易发生羊水过多、增多妊高症发生率、易感染，是造成围生期死亡率增高、生产巨大儿的重要原因。糖尿病的发病原因尚不完全清楚，但病情一般比较轻，大约85%的患者通过单纯饮食治疗以及适当调整饮食结构就能使血糖达到理想范围而不会对胎儿的生长发育造成不良影响，母体不出现低血糖、高血糖以及酮症，说明了饮食治疗的重要性。对于糖尿病的饮食要求：

（1）合理控制总能量：妊娠中、晚期能量按理想体重的 30～38kcal/kg，要求整个妊娠过程总体重增长 10～12kg 为宜，也必须避免过低能量摄入而发生的酮症。

（2）碳水化合物：应避免摄入精制糖，但主食应保证 5～7 两，过低不利于胎儿生长。

（3）蛋白质：每日摄入约 100g 蛋白质，1/3 以上为优质蛋白质。

（4）脂肪：应尽可能适量摄入，占总能量 30% 以下。特别是坚果类食品应适量食入。

（5）膳食纤维：可能有助于降低过高的餐后血糖，可适量增加其

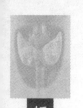

在膳食中的比例。水果则应根据病情适量选用。

（6）餐次安排在糖尿病的饮食中发挥非常重要的作用，少量多餐、每日 5~6 餐，定时定量的进食能够有效控制血糖。适当加餐，既能有效治疗高血糖又能预防低血糖症的发生。

（7）必须配合一定量的体育锻炼，不要剧烈，但整个妊娠过程都要坚持。

（8）如果饮食控制后血糖仍高于理想水平，应尽早采用胰岛素治疗，关于其饮食方案可参照糖尿病合并妊娠的营养治疗。

252. 妊娠合并手足抽搐症时如何安排饮食？

妊娠妇女容易发生手足抽搐和痉挛的现象，缺钙是引起这一现象的主要原因，一般在妊娠早期较轻，随着妊娠月份的增加而逐渐加重，多在晚上或睡觉期间频繁发作。久坐、受寒、疲劳也可以诱发痉挛。其症状与婴儿手足抽搐症相似，频繁发作甚为痛苦。在妊娠后期，子宫增大，下肢血液循环运行不畅，即使钙摄入充足，也可能引起下肢痉挛。对于钙缺乏引起的手足抽搐，主要是提高钙的摄入量和吸收率。合理摄入钙。

（1）在妊娠中期至少保证 800~1000mg 钙，而在妊娠晚期应摄入至少 1200~1500mg，多吃奶类、豆制品、绿叶蔬菜等，经常吃些河虾、虾米、紫菜、海带等，既能带来良好的口味又含钙丰富。每天饮用 500ml 以上的牛奶更能保证充足的钙摄入。在妊娠晚期可口服钙片制剂，能够有效预防痉挛的发生。对于不能喝鲜奶的孕妇可以喝酸奶或者不含乳糖的奶粉以达到补钙的效果。

（2）注意增加钙的吸收，新鲜的青椒、菜花、西红柿等含有较多维生素 C，能促进钙的吸收。把鱼做成酥鱼，排骨做成糖醋排骨，使钙质容易被吸收。菠菜、苋菜、空心菜中虽然也含有较多的钙质，但含很多草酸，容易在体内与钙结合形成难以溶解的钙盐，不易被人体吸收。选用时应将蔬菜在沸水中焯一下，使大部分草酸都溶解在水中，再烹调食用就容易吸收了。孕妇多晒太阳，合成更多的维生素D，也有助于钙的吸收。

253. 妊娠合并营养不良时如何安排饮食？

有些孕妇在妊娠前就非常瘦弱，营养不良，甚至出现血浆白蛋白低于正常人，在妊娠期非常危险。首先应当在妊娠前判断自己的营养状态，用妊娠前体重与标准体重相比较，如果低于标准体重20%为营养不良。要求在妊娠早期开始大量补充营养，一方面补充妊娠前的营养不足，保证身体健康，以承受妊娠过程带来的负担，另一方面保证妊娠额外的营养需求。这就要求在饮食中增加能量摄入，可以按照35~40kcal/kg体重的能量甚至更高来安排饮食，还要增加一定量的优质蛋白质，蛋白质按1.5~2.0g/kg体重的比例给予，适当增加瘦肉类、鸡、禽蛋、奶制品、豆制品等食物。应避免摄入过多的脂肪，防止体内脂肪沉积过多。补充充足的维生素和铁质，动物类食品与植物类食品同时选用，可促进铁质的吸收利用。少量多餐，每日5~6餐能够保证设计的膳食量完全摄入。应及时监测体重的增长情况，每周不超过2kg，保证孕妇健康。

254. 妊娠合并肥胖时如何安排饮食？

通过临床的调查，肥胖孕妇的妊娠合并症、手术分娩或手术后大出血的发生率均高于正常体重的孕妇。如果以身高减105计算值为标准体重，则妊娠前实际体重超过标准值的20%就为肥胖。国外统计妊娠前体重超过30%，1/2以上孕妇发生高血压（妊娠24周后），10%出现蛋白尿，发生妊娠糖尿病的机会增加4倍，大于胎龄的分娩增加4倍，巨大儿的发生率增加，并且婴儿肥胖的发生率增加，同时给婴儿一生的健康带来威胁，故为了母婴健康应加强妊娠前体重的控制。控制方法主要是妊娠前进食低能量的膳食，配合运动锻炼，保证充足的蛋白质、矿物质和维生素摄入，使体重和体内脂肪水平逐渐接近理想范围。应注意肥胖的孕妇在妊娠期不能减肥，应保证胎儿的营养，但是需要适当控制膳食的能量，不能严重超标，控制脂肪的摄入量在妊娠期占总能量的 25% 以下，基本保证妊娠期体重增长不超过 10kg，在妊娠后期每周增重不超过 0.3kg，并定期进行产前检查及产前监护。在保证基本能量的同时，每餐后必须坚持适当的运动锻炼，少量多餐能够保证营养吸收充分，同时孕妇没有过多的饥饿感。应注意隐性的高能量食物，如坚果类食物、冷饮甜食等。

255. 妊娠期间发生便秘应如何食疗？

便秘，俗称大便干燥，一般来说，排便间隔超过 48 小时，粪便干燥，引起排便困难称为便秘。妊娠期由于胃酸减少，体力活动减少，胃肠蠕动减慢，再加上胎儿逐渐增大，膨大的子宫压迫小肠，使其难以蠕动，孕妇就容易发生肠胀气或者便秘。产褥期妇女经常卧床休息，体力活动减少，也容易导致排便不畅，久之容易形成痔疮。对不存在器质病变的便秘者，可采用饮食调控的方法进行治疗。

（1）增加膳食纤维的摄入：每日吃 1 餐粗粮，多吃蔬菜、海藻类、魔芋食品。

（2）鼓励多饮水：晨起空腹 1 杯淡盐水，对防治便秘非常有效。

（3）维生素 B_1 可能保护胃肠神经和促进肠蠕动，应进食富含维生素 B_1 的食物，如粗粮、麦麸、豆类、瘦肉等。

（4）适当食用莴笋、萝卜、豆类等产气食物，刺激肠道蠕动，利于排便。

（5）适量增加运动，尤其锻炼腹肌力量，或增加提肛运动，既增加产力又防治便秘。

（6）不用或少用刺激性食物或调味品，如辣椒、咖喱粉、浓茶等。尽量不要采用药物通便，防止引发流产等不良反应。

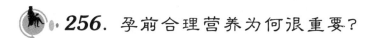

256. 孕前合理营养为何很重要？

很多孕妇习惯于妊娠后再补充营养，其实胎儿的健康，尤其是先天性体质往往从成为受精卵的那一刻已经决定了，这就对父母精子和卵子的质量以及受孕时的身体状况提出了较高的要求。为了保证母婴健康，必须从妊娠前就开始将身体调整到理想状态，以《中国居民平衡膳食指南》为标准，再根据自身具体情况调整维生素、矿物质。体重是衡量人体营养的一个指标，甲亢导致的体重过低表现为消瘦、乳腺发育不良，将影响胎儿发育和产后泌乳，并且不耐受分娩带来的体力消耗，导致分娩不利，因此，应补充营养，尤其是优质蛋白质和脂肪的食物，使体重接近正常水平后再受孕。而甲状腺功能低减造成的体液潴留或体重肥胖也成为妊娠、分娩的不利因素，并成为妊娠高血压、妊娠糖尿病等疾病的危险因素。而妊娠期间不能采用减肥措施，要保证胎儿的正常发育。要求肥胖的妇女应在妊娠前通过合理的营养，配合适量的体育锻炼，以达到或接近理想体重，提高身体健康水平与适应能力。

科学研究表明，不少食物对胎儿的发育有不同程度的影响。例如，酒精，能够影响精子和卵子的质量，如果夫妻一方长期过量饮酒就可能导致慢性中毒，一旦受孕，可能导致胎儿畸形或出生后智力迟钝，建议夫妻在妊娠前半个月都要戒酒；吸烟，烟中含有的尼古丁对受精卵、胎儿、新生儿的发育都有一定损害，妊娠前1个月至整个妊娠哺乳期应戒烟。不少临床药物，如抗生素和一些对肾有影响的中草药，对精子的活动、卵子的成熟等有不利影响，应注意不要轻易服药。总之，从妊娠前就培养合理的饮食习惯和健康的生活方式一定会给您带来健康可爱的宝宝。

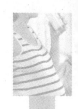

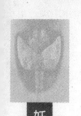 ### *257.* 孕前营养应做些什么？

　　孕前的营养供给方案还应参照平衡膳食的原则，结合受孕的生理特点进行饮食安排：①要保证能量的充足供给，最好在每天供给正常成人需要的 2200kcal 的基础上，再加上 400kcal，以供给性生活的消耗，同时为受孕积蓄一部分能量，使"精强卵壮"，为受孕和优生创造必要条件；②要保证供给充足的优质蛋白质，男女双方应每天在饮食中摄取优质蛋白质 40～60g，保证受精卵的正常发育；③保证脂肪的供给：脂肪是机体能量的主要来源，其所含必需脂肪酸是构成机体细胞组织不可缺少的物质，增加优质脂肪的摄入对妊娠有益；④充足的无机盐和微量元素，钙质、铁、锌、铜等构成骨骼、制造血液、提高智力，维持体内代谢的平衡；⑤供给适量的维生素，能够有助于精子、卵子及受精卵的发育与成长，但是过量的维生素，如脂溶性维生素也会对身体有害，建议男女双方多从食物中摄取，慎重补充维生素制剂。具体的说，建议夫妻双方每天摄入畜肉 150～200g、鸡蛋 1～2个、豆制品 50～150g、蔬菜 500g、水果 100～150g、主食 400～600g、植物油 40～50g、坚果类食物 20～50g、牛奶 500ml。

258. 大功告成后应如何补充营养？

　　分娩对产妇是一项体力消耗很大的劳动，特别是那些产程较长、分娩不够顺利的产妇，在待产和分娩过程中的消耗就更大了。正常分娩或者剖宫产时还会造成产妇的失血，一般失血量在 100～300ml，如果发生产后出血，失血量就更多了。大量的体力消耗和失血使产妇在产后身体十分虚弱。要求产妇不仅要注意休息，还应及时补充能量和各种营养素，如在正常分娩过程的前、中、后都及时补充甜食、巧克力、果汁等能量高、易消化吸收的食品以提供能量，弥补分娩过程的损失。在妊娠和分娩过程中，妇女的身体发生了一系列巨大的变化，产后妇女的最大愿望就是尽快让身体各部分恢复到妊娠前状态，而合理充足的营养是产后身体尽快恢复的重要保证。同时为了保证有质高量足的乳汁喂养婴儿，并有充足的体力照顾婴儿，在产后更应注意补充营养。

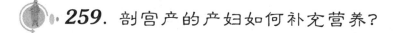

259. 剖宫产的产妇如何补充营养？

有些产妇因高危妊娠、胎位不正、产道狭窄或胎儿过大、胎儿宫内窘迫等原因需要进行剖宫产手术，确保母婴安全。从营养方面来说，剖宫产比正常分娩对营养的要求更高。因为手术需要麻醉、开腹等治疗，对身体本身将是一次打击，因此，产后恢复也会比正常分娩者慢些。同时因手术刀口的疼痛，食欲也受到影响。

产妇需要在术前禁食，要求手术后先喝点萝卜汤帮助因麻醉而停止蠕动的胃肠道保持正常蠕动功能，并以肠道排气做为开始进食的标志。术后第一天应先给予流食，每天以稀粥、米粉、藕粉、果汁、鱼汤、肉汤的流质食物为主，分6~8次给予。在术后第二天，应吃些稀、软、烂为主的半流质食物，如肉末、肝泥、鱼肉、蛋羹、烂面、烂饭等为主，每天吃4~5次，保证充足摄入。第三天可以吃普通饮食，每天应保证摄入能量3000kcal，注意补充优质蛋白质、各种维生素和微量元素。可选用主食7~8两、牛奶250~500ml，肉类3~4两、鸡蛋2~3个、蔬菜水果1~2斤、植物油30g左右，能够有效保证乳母和婴儿都摄入充足的营养。

260. 如何用理想的营养"坐月子"？

产褥期在民间习惯称为"坐月子"，一般人都知道此期间应该增强营养，以恢复分娩时消耗的体力，并且给婴儿质高的乳汁，所以把好吃的东西都集中在这个时间吃，顿顿都是蹄膀汤、鱼汤、大鱼大肉。其实这个时期如何吃很有学问。在我国有的地区长期以来有一些并不"营养"的习惯，例如，有些偏远山区或农村让产妇一天吃七八个甚至十几个鸡蛋；有的让产妇喝 1 个月的小米粥而不吃其他食物等，而有些城市居民就只注重动物类食物，每天摄入极高的脂肪和蛋白质，但忽略了矿物质、维生素、膳食纤维的补充，并且整月都处于卧床的状态，同样是营养不合理，影响了产后的恢复和奶水的质量。曾经有学者建议学习欧美国家的习惯，废除"坐月子"，产后尽早运动、尽早恢复正常饮食，但从我国的传统习惯来看，仍需要有近 1 个月的休养时间，并提倡以科学合理的方法调整生活。首先注意"坐月子"期间食物并非越多越好，应主要以充足的能量、生理价值高的蛋白质、适量的脂肪、丰富的无机盐、维生素以及充足水分的膳食。能量是保证泌乳量的前提，能量不足将导致泌乳量减少 40% ~ 50%，基本内容以奶制品、蛋类、肉类、豆制品、谷类、蔬菜为主，配合适量的油脂、糖、水果。烹调时应少用油炸油煎的方法，每餐应干稀搭配、荤素搭配，少用甚至不用冷的或凉拌的食物。其次应注意尽早活动锻炼，建议在产后 24 ~ 48 小时就开始适度的健身操锻炼，以免多吃少动而发生产后肥胖。同时锻炼也可以促进食欲，保证所需营养量的摄入。

261. 如何为乳母提供充足的营养以保证奶水优质量足？

为了保证母亲健康，乳汁分泌的量多，营养成分好，乳母需要多吃几餐，除了 3 次正餐外，还应有 2 ~ 3 次加餐，保证更多量营养的摄入，并且应持续到断奶为止。夜间习惯于给婴儿喂奶的母亲，在睡前半小时还可以安排 1 次加餐。乳母应多摄入主食以保证充足的能量，但也不能过多或者过油腻，以免造成肥胖。有些乳母很注意"坐月

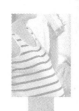

子"期间的营养，但从此以后就忽略了营养，减少摄入量到与平时一样，会影响奶汁的质量。

乳母要求摄入的蛋白质量足质高，每天应吃一定量的动物类食品和豆类食品。鱼、鸡、蛋、肉等食物都可以充足摄入，不但含有丰富的优质蛋白质，也是钙的良好来源，每天还应至少喝 500ml 牛奶或酸奶，并选择深色的蔬菜或水果，保证摄入丰富的营养。乳母不宜饮酒，也不宜吃辛辣和过咸的食物。有些药物还可能以乳汁为途径传给婴儿，并可能在体内蓄积。因此吃药也要十分慎重。有些妇女休完产假后，因工作紧张、休息太少，而少奶或无奶。要促进乳汁分泌必须保证生活有规律、睡眠充足、避免情绪波动等影响。膳食中猪肉黄豆汤、炖骨头蔬菜汤、豆腐汤、鲫鱼汤等，都有催奶的效果，并需要食入充足的蛋白质。总之，加强营养和加强体育锻炼应同时进行，互相补充。

 262. 乳汁分泌稀少如何饮食调理？

一个正常的乳母每日平均泌乳量大约在 800ml，以供给婴儿的需要。即使母乳喂养的条件具备，如果乳汁分泌不足，母乳喂养仍不成功。如果哺乳后，婴儿能够自动放开乳头，安然入睡，表示乳量充足。如果哺乳开始时，婴儿使劲吮吸，不久就吐出乳头啼哭，并且体重少增或不增，都是乳量不足的表现。其实，除非乳腺先天发育不良，否则乳量不会稀少。但是 1996 年的调查结果表明，只有 50% 的乳母能够实行母乳喂养，因此，合适的生活与饮食安排，能够保证充足的乳汁。

膳食中应注意补充维生素 B_1 和水分，这些营养要素都会影响乳汁的分泌。还有一些食物有利于乳汁的分泌，如母鸡炖汤，味道鲜美，能增加食欲并促进乳汁的分泌，但要注意最好是连肉带汤一起吃更好，猪蹄汤也是良好的"催奶"食品，将猪蹄与黄芪、当归或者黑芝麻同炖，或者加入黄豆能够收到更佳的效果。其他，如炖排骨汤、牛肉汤、清蒸鲫鱼汤也有促进乳汁分泌的作用，可以互相交换着吃，以免太过重复而影响食欲。如果乳母属于素食者，也可以吃些鸡蛋汤、豆腐汤、青菜汤等，应当同时多选择优质蛋白质的食物，以提高乳汁的质量。

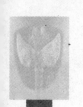 **263.** 如何尽全力防止产后肥胖的发生？

很多妇女害怕"生孩子"，原因不仅仅是害怕漫长的妊娠期和艰难的分娩，更多的是因为害怕优美的体形永远不再。在婴儿哇哇啼哭的那一刻起，妊娠期的任务就顺利完成。除了给予婴儿充足的营养外，母亲就开始注意如何尽快恢复自己美丽的体形。对婴儿来说，母乳是世上最好的营养品，只要母乳质高量足，就能茁壮成长。为了保证母乳的质与量，哺乳期需要额外营养。如果产后营养差，泌乳能力也会下降。但是从目前城镇乳母的情况来看，营养不良的少，营养过剩的太多。"坐月子"期间，坐多动少，即使满月后也是养尊处优，饮食丰富，家务不用操心，体力活动极少，乳汁的质量很好，但体重也直线上升。这是导致产前产后判若两人的主要原因。值得注意的是，产后肥胖并非只是形体的问题，更是多种疾病的危险信号。产后发胖无疑是饮食摄入过多、消耗过少的结果。如果能够有效避免摄入过多的能量，保证充足的蛋白质、微量元素的摄入，限制脂肪摄入，科学地选择食物和烹调方法，就能够避免产后肥胖。当然，食物的具体量很难把握，因此增加运动消耗是更佳的选择。产后健身操简单易行，不但能够防止营养过剩导致的肥胖，更可以预防乳房下垂及增强全身肌肉的张力，尤其是腹壁、骨盆底和背部肌肉的张力，避免松弛，能够在短期内还您一个迷人的体态。